Long Covid - und jetzt?

Folgen von Viruserkrankungen erfolgreich begegnen

W0197727

Uwe Friedrich

Long Covid - und jetzt?

Folgen von Viruserkrankungen
erfolgreich begegnen

Klar Verlag Baltrum

Bibliografische Information der Deutschen Bibliothek
Die Deutsche Bibliothek verzeichnet diese Publikation in der
Deutschen Nationalbibliografie; detaillierte bibliografische Daten
sind im Internet über http://dnb.ddb.de abrufbar.

Der Inhalt dieses Buches wurde sorgfältig recherchiert. Ratschläge
und Empfehlungen wurden nach bestem Wissen und Gewissen
erarbeitet. Dennoch kann eine Garantie nicht übernommen werden.
Eine Haftung des Autors, des Verlags oder seiner Beauftragten für
Schäden ist ausgeschlossen.

www.klar-verlag.de   Gestaltung, Satz: Klar Verlag
ISBN 978-3-938461-10-5   Fotos: Eva und Uwe Friedrich
© 2021 Klar Verlag Baltrum   Druck: Steinmeier, Deiningen

Umwelthinweis:
Gedruckt in Deutschland
mit Öko-Farbserie, zu 100 % erneuerbaren Energien,
auf MunkenPrint white

Inhalt

Es ist nicht vorbei 7

Vorwort 10

1. Erfahrungen

Eine wirklich kurze Einführung in die Homöopathie ... 11

Aller Anfang ist einfach 13

Wenn es nur immer so einfach wäre! 17

Zum Nachmachen 22

Jetzt doch noch etwas mehr Theorie 25

Kleine Hintergrund-Info 27

Anleitung zum Selbermachen 30

Von wegen einfach 33

Von der Kunst, das Auffallende nicht zu übersehen 35

Hilfe willkommen 38

Das Geburtstagsgeschenk 44

Heilung mit Hindernissen 51

Zu viel Angst 58

Alte Bekannte 61

Späte Erkenntnis 66

2. Wie und Was

Auch wichtig: die Medikamentengabe 72

Ein Wort zu den Nosoden 77

Übrigens 80

Kraftmittel 83

So viel kann ich selber helfen 88

Die homöopathische Mittelwahl 92

Grundstörungen 94

Liste der Mittel 95

Die Mittelgabe 104

Meine Apotheke 106

Nachwort 108

Habe Mut,
dich deines eigenen Verstandes zu bedienen!

I. Kant

Es ist nicht vorbei

Es ist Sommer auf unserer Insel. Die Gäste sind wieder da. Die Insulaner sind erleichtert, dass der Stillstand ein Ende hat. Schon immer haben sich die meisten Einheimischen nach dem Winter auf den Beginn der Saison gefreut, leben doch praktisch alle Inselbewohner vom Tourismus. Aber in diesem Jahr ist doch für alle deutlich geworden, was fehlt, wenn keine Gäste kommen dürfen – und es ist nicht nur das Einkommen, das fehlt.

In all dieser sommerlichen Normalität (die noch längst nicht so ist, wie sie einmal war), sind die Schatten der Corona-Pandemie immer noch zu sehen und zu spüren. Viele Gäste sind wie ausgehungert nach Freiheit, Ausgelassenheit und „an nichts denken zu müssen". Aber immer noch drehen sich Gespräche auch um die Sorgen, die in den Zeiten der Pandemie entstanden sind. Und manch einer leidet weiterhin an den gesundheitlichen, seelischen oder beruflichen Folgen von Corona und den verordneten Maßnahmen.

Trotzdem ist dieser Sommer wieder eine Atempause nach schwierigen Zeiten. Jedoch werden Ärzte noch lange mit Patienten zu tun haben, die die Folgen von Corona, also Long Covid, noch nicht überwunden haben. Die bisher längste Dauer von Long Covid berichtete uns eine Patientin, die 13 Monate nach ihrer Covid-19 Erkrankung immer noch unter schwersten Einschränkungen litt und deren Arbeitsfähigkeit in weite Ferne gerückt war.

Trotz Impfungen wird es auch weiterhin Erkrankungen an Long Covid geben. Die dann in der Regel zwar leichter verlaufenden Erkrankungen der Geimpften können aber auch zu anhaltenden Beschwerden führen, wie wir sie von Long Covid kennen. Es ist ja geradezu charakteristisch für Covid-19, dass einem Long Covid Syndrom häufig nur eine leichte Covid-19 Erkrankung vorausging.

Und nach diesem Sommer kommen auch wieder ein Herbst und ein Winter. Niemand kann voraussehen, wie dann die Corona-Situation sein wird. Vielleicht werden durch Mutationen die Coronaviren weiter das Infektionsgeschehen bestimmen, vielleicht werden andere Viren an die Stelle von Coronaviren treten? Wir wissen es nicht. Einzig sicher scheint zu sein: Die Viruserkrankungen gehören zum Leben der Menschheit und wo es endemische oder pandemische Viruserkrankungen gibt, gibt es in einzelnen Fällen auch lang dauernde Folgezustände dieser Erkrankungen. Je verbreiteter eine Virusinfektion ist, desto häufiger werden wir solche post-viralen Erkrankungen sehen.

Als Ärzte haben wir für diese Folgeerkrankung meist keine Heilmittel. Zwar lassen sich gewisse Störungen lindern, erträglicher machen, aber ein konventionelles Medikament für Folgekrankheiten nach Virusinfektionen gibt es bisher nicht.

In dieser für Ärzte und Patienten deprimierenden und beängstigenden Situation der medizinischen Hilflosigkeit lohnt sich der Blick über den Tellerrand der konventionellen Medizin. Und tatsächlich finden wir in der Homöopathie eine Heilmethode, die aufgrund ihres vollständig anderen

Behandlungsansatzes gerade bei Viruserkrankungen und post-viralen Beschwerden ausgezeichnete Behandlungserfolge vorweisen kann. Eine erfolgreiche homöopathische Behandlung kann manchmal sehr einfach sein, sodass selbst medizinische Laien einen Behandlungsversuch wagen können. Sie kann jedoch auch höchst komplex sein, sodass nur sehr erfahrene Homöopathen eine Chance haben, ein Heilmittel zu finden.

Die Spät- und Langzeitfolgen von Covid-19 werden oft als „Long Covid" oder „Post Covid" bezeichnet, auch wenn medizinisch nicht klar ist, ob es sich um ein umschriebenes und neues Krankheitsbild handelt. Bis zu 10 % der Erkrankten sollen unter mehr oder weniger schweren Beschwerden leiden. Die Dauer liegt zwischen einem und vielen Monaten.

Besonders häufig bei Long Covid sind die folgenden Symptome (anhaltend oder wieder aufgetreten): *Schwäche, Müdigkeit, Erschöpfung, „Fatigue", Geruchsstörungen, Geschmacksstörungen, Lungenprobleme, Atemnot bei Belastung, Husten, Herzbeschwerden, Hirnfunktionsstörungen (Gedächtnis, Wortfindung u. a.), psychische Störungen, Schwindel und Erbrechen*

Vergleichbare Beschwerden sind auch als Spätfolgen nach anderen Viruserkrankungen wie z. B. Influenza seit langem bekannt und wurden und werden erfolgreich homöopathisch (mit-)behandelt.

Vorwort

Long Covid und die Langzeitfolgen anderer Viruserkrankungen sind die schmerzlichen Erinnerungen vieler Menschen an eine Viruserkrankung, von der sie glaubten, dass sie sie überwunden hätten. Über Wochen, Monate, bei einigen Menschen sogar über Jahre bleibt die Gesundheit angeschlagen. Einschränkungen in vielen Lebensbereichen und Verzweiflung sind die Folgen.

Das müsste nicht so sein.

Längst gibt es umfangreiche Erfahrungen mit der Behandlung und Heilung von Langzeitfolgen der Viruserkrankungen. Sie werden in der Öffentlichkeit bisher nur nicht zur Kenntnis genommen.

Es ist die Homöopathie, die nicht erst seit Long Covid die Hilfsmittel zur Verfügung stellt, die zur Heilung dieser Langzeitfolgen entscheidend beitragen können.

In diesem Buch können Sie deshalb die Geschichten von Patienten lesen, die unter Long Covid oder den Folgeerkrankungen anderer Viren gelitten haben. Sie können ihre Heilung miterleben und Sie können lernen, in einfachen Fällen sich selber und anderen eine erste Hilfe zu geben. Mit der Homöopathie haben wir und haben Sie eine Möglichkeit, nebenwirkungsfrei den erkrankten Menschen zu unterstützen, seine Folgeerkrankung nach einer Virusinfektion zu überwinden.

Lesen Sie über eine Behandlungsweise von Langzeitfolgen nach einer Virusinfektion und lassen Sie sich Mut machen. Wir sind nicht länger Opfer, sondern wir werden wieder Gestalter* eines gesunden Lebens. Das Einzige, was wir tun müssen, ist uns mit Interesse den Möglichkeiten der Homöopathie zuzuwenden.

bitte ergänzen Sie da, wo es Ihnen angezeigt erscheint, in Gedanken m/w/d

1. Erfahrungen

Eine wirklich kurze Einführung in die Homöopathie

In der Homöopathie geht es um ein Mittel **für** einen **kranken Menschen, nicht gegen** eine **Krankheit**. Die Krankheit des Menschen (aus homöopathischer Sicht) sind seine Symptome – nicht seine Diagnose und auch nicht die möglichen Ursachen seiner Diagnose.

Dies zu verstehen fällt, wie ich aus eigener Erfahrung weiß, den meisten Ärzten nicht leicht. Interessanterweise konnten wir in unseren Ausbildungskursen feststellen, dass Frauen eher weniger Probleme mit diesem Krankheitsverständnis haben.

Zum besseren Verständnis (für die Männer?) ein Beispiel: Einem Kind mit der Diagnose „hochfieberhafter Infekt" wird man nach der Untersuchung üblicherweise ein für Kinder verträgliches fiebersenkendes Mittel geben, das das Fieber runter drücken wird. Das ist sehr übersichtlich.

Homöopathisch gesehen hat das Kind zwar auch einen „hochfieberhaften Infekt". Allerdings gibt es aus homöopathischer Sicht zahlreiche Formen von fieberhaften Infekten.

Da sehen wir z. B. ein Kind, das hochrot ist, das heftig schwitzt, das Fieberfantasien hat und das vielleicht tagsüber mit nassen Haaren aus dem Schwimmbad kam: *Belladonna* wird ihm helfen.

Oder das Kind, das im kalten Ostwind Schlittschuhlaufen war, und nun plötzlich ein hohes Fieber mit Durst und Angst hat: *Aconitum* ist sein Heilmittel.

Oder ein Kind, das bei hohem Fieber eine rote Backe hat, sehr gereizt ist und dem es beim Herumtragen deutlich besser geht: *Chamomilla* beendet den Zustand.

Oder ein extrem schwaches Kind, dessen hohes Fieber zunächst langsam mit Frösteln begonnen hat: *Gelsemium* ist angezeigt.

Allein für diese vier Fiebersorten mit der Diagnose "hochfieberhafter Infekt" braucht es vier verschiedene Mittel, die den Körper anregen, das Notwendige für die Heilung zu tun. Das Fieber sinkt dann sozusagen automatisch mit.

Das klingt etwas umständlich, ist aber für jeden einzelnen Menschen spezifisch. Es ist nicht nur hoch effektiv in der Wirkung, sondern auch nebenwirkungsfrei.

Diese große Differenzierungsmöglichkeit nach Symptomen und nicht nach Diagnosen führt dazu, dass es Heilmittel für die Folgen und die Langzeitfolgen von SARS-CoV-2 (und anderen Viren) in der Homöopathie schon immer gab, weil es die Symptome der erkrankten Menschen schon immer gab. Und insofern wird es auch für jede bis heute noch unbekannte Mutation und jedes neue Virus ein Mittel geben, das die Folgen des Infektes durch diese Viren heilen kann.

Soweit diese kurze Einführung in die Homöopathie.

Aller Anfang ist einfach

Homöopathische Mittel regen den Körper an, das Richtige zur Heilung zu tun. Die Symptome zeigen an, welches Heilmittel gebraucht wird. Auch wenn die Mittelsuche über die Symptome manchmal herausfordernd sein kann, so ist es im Prinzip eine klare und gradlinige Sache. Wenn wir dann das richtige Mittel gefunden haben, wird es auch wirken, unabhängig davon, welche inneren Ursachen den Symptomen zugrunde zu liegen scheinen. Natürlich gelingt das Finden des richtigen Mittels nicht immer, es braucht eine gute Ausbildung und viel Erfahrung. Aber selbst wenn wir ein falsches, also unpassendes Mittel geben, so sehen wir im schlimmsten Fall keine Wirkung. Niemals sehen wir jedoch eine Nebenwirkung. Die **einmalige Gabe** eines homöopathischen Mittels, egal wie es heißt, wird nie dem Menschen schaden können. Einzige Voraussetzung ist, dass keine materiellen Stoffe mehr im Mittel vorhanden sind, die Potenz und damit die Verdünnung also z. B. C 30 oder besser noch C 200 ist. Potenzen unterhalb von D 12 sollten vermieden werden. Von dieser Regel gibt es wenige Ausnahmen (einige „Urtinkturen"), von denen später die Rede sein wird.

Als Schulmediziner haben wir es bei der medikamentösen Behandlung von Folgen von Viruserkrankungen (und natürlich auch den meisten anderen Erkrankungen) viel schwerer: Wir müssen zunächst erforschen, welcher „Fehler" im Körper vorliegt, der zur Erkrankung geführt hat. Was läuft sozusagen schief im Körper, wenn Long Covid auftritt und nicht mehr weggehen will. Große und teure Forschungsanstrengungen sind notwendig, um – vielleicht – die zugrundeliegende Störung zu finden. Selbst wenn das gelingt, haben wir noch keine Heilmittel, aber jetzt ist immerhin der Ansatzpunkt weiterer Forschung bekannt. Falls eines Tages ein Heilmittel gegen postvirale Erkrankungen gefunden werden sollte, so wird es eines sein, das seine Wirkung nicht ohne Nebenwirkung entfalten kann. Ausführliche und langdauernde Studien sind notwendig, um zu belegen, dass das Medikament mehr Nutzen hat, als es Schaden verursacht.

Sollen wir mit der Behandlung warten, bis es soweit ist? Welche Hoffnung können wir den leidenden Menschen, die zu uns kommen, jetzt geben?

In so einer Situation befand ich mich in den 80er Jahren, als ich gerade meine Zusatzausbildung in der Homöopathie absolvierte. Noch war mir nicht klar, wie das mit den Globuli und den hohen Verdünnungen wirklich funktionieren könnte. Ich hatte selber noch kaum homöopathische

Behandlungserfahrungen, und wenn, dann war ich bei meinen ersten Behandlungserfolgen nie sicher, ob es sich um einen Zufallstreffer gehandelt hatte.

In dieser Zeit behandelte ich seit einigen Jahren eine in der Gegend sehr bekannte Frau mit chronischen Kopfschmerzen. Diese traten seit 28 Jahren bei jedem Wetterwechsel auf. In den letzten Jahren und besonders den letzten Monaten waren sie so vernichtend und so viele Tage anhaltend, dass die Patientin trotz Unmengen an Schmerzmitteln die Schmerzen nicht mehr aushalten konnte. Die sonst lebenssprühende und umtriebige Frau verfiel zusehends und lebte nur noch unter dem Schutzschirm von vielen Medikamenten im verdunkelten Zimmer.

Das Erste, was man meist in Homöopathiekursen lernt, ist, die richtigen Fragen zu stellen. Und eine Schlüsselfrage bei allen Patienten lautet: „Was war oder was geschah, bevor Ihre Erkrankung aufgetreten ist?" Die Antwort meiner Patientin: „Es gab nichts Besonderes! Ich war gerade aus einer Sanatoriumskur zur Nachbehandlung meiner inzwischen ausgeheilten Tuberkulose nachhause gekommen und es ging mir gut, als die Kopfschmerzen begannen und sich dann über die Jahre häuften und verschärften." Die Patientin wusste zu diesem Zeitpunkt nicht, dass die Tuberkulose und ihre Behandlung eine häufige Ursache von chronischen Kopfschmerzen war.

Das möglicherweise Zweite, was man aus den Kursen mitnahm, war der Hinweis, immer zunächst ein Mittel zu verabreichen, das nicht nur ähnlich zu den Patientensymptomen war, sondern auch etwas mit der Veranlassung der

Erkrankung zu tun haben könnte. Es ging also darum, ein für die mögliche ursprüngliche Störung der Gesundheit und ein den aktuellen Symptomen entsprechendes korrigierendes Mittel zu verabreichen.

Mit anderen Worten: Ich brauchte jetzt ein Mittel, das zur Tuberkulose und ihrer Heilung eine Beziehung hatte und außerdem Kopfschmerzen heilen konnte. Und dieses Mittel gab es. Es war *Tuberculinum*. Mit viel Hoffnung in einer schier aussichtslosen Situation, aber ohne Glauben an einen Erfolg, gab ich *Tuberculinum* D 200.

Es kam zu einer kaum noch vorstellbaren Verschlechterung der Kopfschmerzen. Ich machte mir Vorwürfe, die Patientin jedoch ertrug die Beschwerden mit bisher unbekannter Gelassenheit. Nach wenigen Tagen verebbten die Kopfschmerzen und kamen für viele Monate nicht wieder.

Dieses „Wunder" sprach sich schnell rum, und bald konnte ich mich vor Kopfschmerzpatienten in meiner Praxis kaum noch retten. „Leider" hatte keiner der Patienten als Auslösung der Kopfschmerzen eine Tuberkulose gehabt, *Tuberculinum* kam also nicht infrage. Da ich ja noch wenig Ahnung von Homöopathie hatte, blieben meine Behandlungserfolge äußerst bescheiden. Ich wusste ja noch nicht, was man sonst noch homöopathisch bei Kopfschmerzen unternehmen konnte.

Ein Jahr später traten bei meiner Patientin die Kopfschmerzen in milder Form wieder auf. Inzwischen hatte ich jedoch weitere Kurse in Homöopathie absolviert und wusste nun, was zu tun war.

Wenn es nur immer so einfach wäre!

Was können wir aus dieser alten Geschichte für Long Covid lernen? Tuberkulose wird doch durch Bakterien verursacht, Covid-19 durch Viren. Ist das nicht ein wichtiger Unterschied in der homöopathischen Behandlung?

Nein, nicht wirklich. Ein möglicher Unterschied besteht aus homöopathischer Sicht hauptsächlich in den unterschiedlichen Symptomen, die durch Viren, Bakterien (oder andere Erreger oder auch Giftstoffe) hervorgerufen werden können. Das heilende Mittel wird aufgrund einer Ähnlichkeit der Krankheitssymptome des Patienten mit den Symptomen des Heilmittels (Prüfungssymptome) gewählt (Näheres s. „Kleine Hintergrund-Info" ab Seite 27).

Allerdings ist zu erwarten und es hat sich auch bestätigt, dass Kopfschmerzen, die nach Tuberkulose auftraten, sehr gut mit *Tuberculinum* behandelt werden. Ähnliche Kopfschmerzen, die seit einer Influenza bestehen, kann man auch mit *Tuberculinum* behandeln. Besser wäre aber hier die Behandlung mit *Influenzinum*, das ja aus dem Auswurf von Grippekranken (und nicht von Tuberkulosekranken) hergestellt worden ist.

Wer von Ihnen schon mein Büchlein über die Selbst-Behandlung von Covid-19 gelesen hat (Angst vor Corona – was man bei Covid-19 selber tun kann), weiß bereits, dass bei Folgen von SARS-CoV-2 Infektionen trotzdem ohne weiteres ein Behandlungsversuch mit *Influenzinum* gemacht werden kann. Entscheidend ist auch hier die

Ähnlichkeit der Krankheitssymptome mancher Influenza Folgeerkrankungen, die in *Influenzinum* ein Heilmittel finden, mit manchen Covid-19 Folgeerkrankungen, bei denen dann auch *Influenzinum* hilft.

Im ersten Corona-Jahr hatte ich zunächst nur wenige Patienten gehabt, deren Covid-19 auch nach 14 Tagen noch nicht vorbei war, sondern sogar vier, acht oder noch mehr Wochen anhielt. Zwar meldeten sich auch nach der „ersten Welle" Menschen, die noch an Spätfolgen von Covid-19 litten, deren Krankheit aber von der Ausprägung und Dauer her gesehen überschaubar war. Entsprechend war die homöopathische Behandlung in manchen Fällen relativ einfach und schnell erfolgreich. Im Laufe des Winters 2020 änderte sich das. Es traten viele Langzeitfolgen von Covid-19 auf, die sehr hartnäckig und nicht einfach zu behandeln waren.

Von den leichteren und den schwereren Long Covid Fällen möchte ich berichten und einen Einblick geben in die Behandlungs- und Heilungsmöglichkeiten durch eine homöopathische Behandlung.

Überraschenderweise fanden sich bei Long Covid, wie schon bei der Behandlung der akuten Covid-19 Erkrankungen, durchaus Fälle, die auch von Laien mit entsprechender Anleitung versuchsweise behandelt werden können.

Mit diesen von der Behandlung her einfachen Fällen möchte ich beginnen.

Ganz einfach ist die Behandlung natürlich, wenn das erwähnte *Influenzinum* bereits die Folgen von post-viralen Coronabeschwerden beenden kann.

So geschehen bei einer 20-jährigen Frau, die vor sechs Wochen (Nov. 2020) Corona gehabt hatte. Angerufen hatte mich damals ihre Mutter, die berichtete, dass die Tochter bei Corona hauptsächlich unter Husten und mäßiger Atemnot gelitten hatte. Sehr belastend war das vollständige Verschwinden des Geschmacks- und des Geruchsvermögens.

Damals fand keine Behandlung statt. Die Lungensymptome waren bereits nach sieben Tagen fast weg. Jetzt (sechs Wochen nach Beginn) ist sie völlig beschwerdefrei, außer des immer noch stark eingeschränkten Geschmacks- und des Geruchsvermögens.

Die Mutter hatte schon einen Versuch mit *Pulsatilla* und *Natrium muriaticum* gemacht, ohne Erfolg.

Das empfohlene *Influenzinum* C 200 führte dann innerhalb einer Woche zu einer vollständigen Normalisierung. Die Patientin konnte wieder alles riechen und schmecken. Leider ist dieser beeindruckende Erfolg nicht garantiert. *Influenzinum* scheint nur in ca. der Hälfte der nicht zu lange dauernden Long Covid Fälle zu wirken. Und auch dann nur, wenn die Covid-19 Erkrankung von ihrer Symptomatik her einer Influenza sehr ähnlich gewesen ist.

So war es auch bei einer 46-jährigen Patientin, die mich im November 2020 konsultierte. Vor sechs Monaten (Mai 2020) hatte sie heftig Corona gehabt. Zwei Wochen mit Husten, Atemnot, Schleimbildung, Erschöpfung, Geschmacks- und Geruchsverlust.

Nach den ersten zwei Wochen sei die Lunge wieder gut gewesen. Auch Geschmack und Geruch seien seither besser, aber immer noch leicht beeinträchtigt. Seit Corona geblieben sei aber die Schwäche und die ständige Müdigkeit. Nicht einmal ein langer Schlaf könne sie erholen. Familie und Beruf würden sie überfordern. Sie war völlig verzweifelt, zumal naturheilkundliche Mittel, auf die sie sich sonst verlassen konnte, diesmal nicht wesentlich geholfen hatten.

Auch diese Patientin hatte eine typische Covid-19 Erkrankung gehabt und war seither nicht mehr richtig gesund geworden. Auch diese Situation erforderte als erste Maßnahme eine Gabe *Influenzinum*. Die Patientin nahm eine Woche später (das Mittel musste in Österreich besorgt werden) *Influenzinum* C 200 einmalig fünf Globuli. Nach einer weiteren Woche schrieb sie, dass es ihr insgesamt besser ginge. Nach einer weiteren Woche erreichte mich dann die Nachricht: „Leider wieder ähnlicher Zustand wie vor der Behandlung".

Jetzt kann man natürlich annehmen, dass nur eine kurze „Placebo-Besserung" aufgetreten war. So etwas kann vorkommen. Als Homöopath kann man sich dann aber auch fragen, ob das Mittel vielleicht nicht genau genug gepasst hat, und deswegen nur ein vorübergehender oder auch ein Placebo-Effekt zu sehen war. In dem Fall müsste man ein besser passendes Mittel suchen. Man kann sich aber auch überlegen, ob das Mittel zu schwach war, und deswegen nur kurz gewirkt hat. Dann müsste man das Mittel in höherer Potenz wiederholen. Ich entschied mich für letztere Möglichkeit und empfahl der Patientin *Influenzinum* XM, also eine Zehntausender-Potenz.

Eine Woche nach Einnahme war eine deutliche Besserung eingetreten, nach vier Wochen bestanden anhaltend keine Beschwerden mehr.

Sowohl *Influenzinum* als auch *Tuberculinum* sind sogenannte „Nosoden". Das sind homöopathische Medikamente, die aus Krankheitsprodukten (also z. B. aus dem Hustenauswurf eines mit Influenzaviren Infizierten) hergestellt werden. Man kann Nosoden auch aus virenreichen anderen Substanzen oder erkranktem Gewebe herstellen. Immer haben Nosoden eine direkte Beziehung zum Verursacher der Krankheit. Praktischerweise heißt das, dass man bei jeder Folgekrankheit nach Infektionen mit der Nosode des Erregers einen Behandlungsversuch wagen sollte. In der C 200 einmalig verabreicht sind keinerlei schädliche Folgen zu befürchten.

Und weil das so einfach ist und für Behandler und Patienten gleichermaßen befriedigend, kommen jetzt noch zwei Fälle über Folgen von anderen Viruserkrankungen, die mit der passenden Nosode behandelt werden konnten.

Zum Nachmachen

Eine 24-jährige Studentin bat mich eine Woche vor Weihnachten um Hilfe. Seit August leide sie unter Konzentrations- und Denkstörungen. Sie habe Angst, ihre Prüfungen im neuen Jahr nicht schaffen zu können, da sie sich alles Neue nur schlecht merken könne. Dieser Zustand bestünde seit ca. vier Monaten. Damals hatte sie das sogenannte Pfeiffersche Drüsenfieber, eine Krankheit (auch Mononukleose genannt), die durch das Epstein-Barr-Virus (EBV) hervorgerufen wird. Sie hatte damals eine schwere Halsentzündung gehabt, mit dicken Knoten am Hals und Fieber. Die auch vorhandene extreme Schwäche sei nach der Krankheit weitgehend besser geworden, die Gedächtnisstörungen hätten jedoch vielleicht sogar zugenommen.

Leider gibt es nicht das **eine Mittel** für Konzentrations- und Gedächtnisstörungen, sondern um ein solches zu finden, müsste man sich sehr intensiv mit den Symptomen des Patienten auseinandersetzen, um dann ein passendes homöopathisches Mittel zu bestimmen.

Dieses Vorgehen kam bei meiner Patientin jedoch nicht infrage. Zum einen konnte sie nicht kurzfristig zur Insel kommen, zumal bei den erschwerten Reisebedingungen durch die Coronaverordnung. Zum anderen hatte ich so kurz vor Weihnachten auch gar keine Zeit für eine intensive Behandlung. Da fiel der Griff zur passenden Krankheitsnosode leicht. Ich empfahl ihr, *Epstein-Barr Nosode* D 200 zu nehmen.

Bereits am Tag nach der Einnahme erlebte die Patientin einen deutlichen „Energieschub" und in ihrer Neujahrsmail schrieb sie mir, dass es ihr wieder bestens ginge.

Wie schon gesagt, bei Beschwerden nach Infektionskrankheiten lohnt sich immer ein Versuch mit der entsprechenden Krankheitsnosode. Nebenwirkungen sind bei einmaliger Gabe nicht zu erwarten. Schlimmstenfalls hilft das Mittel nicht. Die Gründe dafür können vielfältig sein, ihre Diskussion würde jedoch den Rahmen dieses Büchleins sprengen. Wichtig zu wissen ist vor allem, dass bei Folgekrankheiten nach Viruserkrankungen mit der entsprechenden Nosodengabe ein erster Schritt zur Heilung von sonst oft langwierigen Erkrankungen getan werden kann.

Ein gutes Beispiel für dieses Vorgehen bei Folgen von Viruserkrankungen sahen wir auch bei einer 68-jährigen Patientin, die vor fünf Monaten eine schwere Gürtelrose (Zoster) im Bereich des rechten Brustkorbes hatte. Die Zosterbläschen waren längst unter leichter Narbenbildung abgeheilt, aber die z.T. vernichtenden Schmerzen im ehemaligen Bläschenbereich und bis zur Wirbelsäule hin erforderten stärkste Schmerzmittel. Zwar waren die Schmerzen dadurch jetzt einigermaßen auszuhalten, aber die Nebenwirkungen der Schmerzmittel wolle und könne sie nicht länger ertragen.

Natürlich habe ich auch in diesem Fall zunächst eine entsprechende Nosode verordnet. Es war *Variolinum* C 200. *Variolinum* ist nun nicht aus einem Krankheitsprodukt des

Zostervirus hergestellt (das könnte man auch geben), sondern aus dem Inhalt eines Pockenbläschens. Da die Bläschen von Zosterviren und Pockenviren sehr ähnlich sind, ist auch das daraus hergestellte Mittel wirksam bei Folgen von Zostererkrankungen.

Der Erfolg war frappierend (leider sind nicht immer alle Behandlungsergebnisse so klar).

Die Patientin konnte die Schmerzmittel sofort weglassen, was ich ihr allerdings nicht empfohlen hatte. Sie blieb ohne Entzugserscheinungen und mit jedem Tag verminderten sich die Schmerzen. Nach vier Wochen schien das Mittel jedoch nicht mehr zu wirken. Die Schmerzen kehrten, wenn auch in leichterer Form, zurück.

Die Behandlung blieb einfach: wir wiederholten *Variolinum* C 200 einmalig und die Schmerzen blieben dauerhaft weg.

Sie werden sich fragen, warum ich in dem einen Fall *Influenzinum* in höherer Potenz wiederholt habe, in diesem letzten Fall aber *Variolinum* in der gleichen Potenz wiederholen ließ.

Der Grund war in diesem Fall banal: *Influenzinum* war im Arzneischrank, *Variolinum* hätte erst bestellt werden müssen. Wenn allerdings die Wiederholung von *Variolinum* in der gleichen Potenz C 200 nicht geholfen hätte, wäre unbedingt noch ein Behandlungsversuch mit einer höheren Potenz von *Variolinum* erfolgversprechend gewesen.

Warum, so werden Sie sich auch gefragt haben, soll man denn bei Long Covid einen Behandlungsversuch mit *Influenzinum* machen? Man könnte doch auch gleich den Hustenauswurf von Coronakranken potenzieren und damit eine Corona Nosode herstellen.

Genau so ist es! Da aber in der Anfangszeit noch keine Corona Nosode zur Verfügung stand, konnte ich nur die bewährte *Influenzinum* Nosode anwenden. Mit der *Corona Nosode* haben wir erst in 2021 Erfahrungen sammeln können. Nach heutigem Stand (Juli 2021) ist die *Corona Nosode* bei Post Covid Beschwerden mindestens so wirksam wie *Influenzinum*.

Jetzt doch noch etwas mehr Theorie

Ich hatte vor, in diesem Büchlein ausschließlich über ärztliche Erfahrungen bei den homöopathischen Behandlungen von Long Covid und anderen Folgeerkrankungen nach Virusinfekten zu berichten. Ich wollte damit den Blick auf die Behandlungsmöglichkeiten von Coronafolgen und die Folgen anderer Viruserkrankungen lenken. Nur wenn wir wissen, dass uns bei und nach Virusinfekten medizinisch geholfen werden kann, können wir unsere Ängste in dieser Pandemie (und bei späteren Epidemien und Pandemien) kontrollieren: Statt Panik lassen wir Vorsicht walten. Statt Depression haben wir Zuversicht.

Die Krankenberichte sollen also dazu ermuntern, es durchaus mal mit einer Behandlung beim Homöopathen zu versuchen. Da das aber am leichtesten fällt, wenn man schon vorher eigene Erfahrungen mit der Homöopathie gesammelt hat, werde ich in diesem Buch nun doch auch Anleitungen zur homöopathischen Behandlung geben. Am einfachsten ist der Start, wenn wir für uns oder für andere einfach probeweise ein homöopathisches Mittel heraussuchen und verordnen können. Natürlich sollte dieses Mittel auch gut passen und damit schon eine erste Besserung bewirken können. Wenn wir dann nicht weiter kommen, sind wir vielleicht motiviert genug, professionelle Hilfe in Anspruch zu nehmen.

Zu beachten ist, dass die Selbstbehandlung deutliche Grenzen hat. Besonders **bei akuter Infektion** durch SARS-CoV-2 oder andere Viren sollte ärztliche Hilfe stets verfügbar sein. Auch **bei chronischen Folgebeschwerden** nach Virusinfekten (also auch nach Corona) sollte im Zweifel immer ein Arzt zu Rate gezogen werden. Es lohnt sich aber auch für Laien, einen Behandlungsversuch mit nebenwirkungsfreien homöopathischen Mitteln zu machen. Bei diesen langsam verlaufenden chronischen Virus-Folgeerkrankungen, bei denen ja noch keine konventionelle Heilbehandlung zur Verfügung steht, haben wir genügend Zeit, um die Wirkung (oder auch Nichtwirkung) unserer homöopathischen Mittelgabe zu beobachten.

Wie Sie bei den weiteren Geschichten sehen werden, ist die Chance einer erfolgreichen Selbstbehandlung bei Long

Covid leider deutlich kleiner, als bei einer akuten Covid-19 Erkrankung. Nicht umsonst umfasst die Ausbildung zum Homöopathen ja mehrere Jahre. Und trotzdem gibt es „Fälle", die auch von Laien zumindest zu lindern sind. Dazu braucht es ein bisschen Anleitung (die gleich folgt) zum Verständnis des homöopathischen Vorgehens.

Kleine Hintergrund-Info

Wer die homöopathische Vorgehensweise kennenlernen möchte, sollte sich über einige Begriffe im Klaren sein, die ich im folgenden erklären werde. Aber auch wenn wir uns nur für die Fallgeschichten interessieren, sollten wir ein Verständnis von gewissen Begriffen haben. Deswegen jetzt einige Begriffsklärungen.

Die **Krankheit**
Die Krankheit selber hat in der Homöopathie keinen Namen (s. Diagnose). Jedes Symptom des Patienten ist Teil seiner Krankheit und alle seine Symptome bilden aus homöopathischer Sicht in ihrer Summe die Krankheit des Patienten. Es gibt in der Homöopathie also so viele Krankheiten wie es Patienten gibt. Das macht die ganze Sache auf den ersten Blick etwas unübersichtlich, aber natürlich maximal individuell.

Die **Diagnose**

Die Diagnose, also der Name einer Krankheit, ist bei jeder Erkrankung wichtig um festzulegen, welche Art von Behandlung die zielführendste ist. So wird man z. B. bei der Diagnose Knochenbruch zunächst an eine chirurgische Behandlung denken, bei einem Herzinfarkt an eine kardiologische und bei jeder akuten Lebensbedrohung an eine Behandlung auf der Intensivstation.

Bei einer Erkrankungen, wie zum Beispiel Long Covid und Langzeitfolgen von Viruserkrankungen, sollte man als Erstes an eine homöopathische Behandlung denken.

Allerdings spielt die Diagnose für die eigentliche Bestimmung des homöopathischen Medikamentes dann meist keine große Rolle mehr.

Die **Symptome**

Symptome im homöopathischen Sinne können ähnlich wie in der konventionellen Medizin verstanden werden, also z. B. Schmerz, Blutung, Hämatom, Husten. Der Behandler nimmt aber auch andere Hinweise wahr, wie z. B. der Patient ist gewissenhaft in Kleinigkeiten, er hat Hunger um 11 Uhr oder er riecht sauer. Dies sind keine Symptome im medizinischen Sinne, weswegen auch oft von Zeichen gesprochen wird, wenn man Symptome im homöopathischen Sinne meint.

Sie merken schon, wenn die Symptome (Zeichen) und nicht die Diagnosen die eigentliche Krankheit sind, dann sollte man auf sie besonders achten.

Wir unterscheiden grundsätzlich unterschiedliche „Arten"
von Symptomen, nämlich:

1. Die Symptome des Mittels
Das sind die Symptome, die ein Mittel bei der Einnahme durch einen Gesunden bei diesem erzeugt
hat; sie sind die Symptome des Mittels (s. Arzneimittelprüfung).

2. Symptome der Krankheit
Das sind die Symptome (Zeichen), die bei einem
Kranken zu bemerken sind; es sind die Symptome
der Krankheit.

3. Auffallende Symptome
Oft drückt sich eine Krankheit in sehr vielen Symptomen (Zeichen) aus. Nur die wirklich auffallenden
und besonderen helfen uns, das passende Mittel zu
finden.

Das **Mittel**
Das ist das homöopathische Medikament, das auffallende
Symptome des Patienten bei der Arzneimittelprüfung er-
zeugt hat (und ihn deswegen heilen wird).

Die **Arzneimittelprüfung**
Bei einer Arzneimittelprüfung nehmen durchschnittlich
gesunde Menschen, sogenannte Prüfer, ein homöopathisches Mittel in bestimmter Weise ein. Die Symptome, die

die Prüfer daraufhin an sich beobachten, nennt man die Symptome des Mittels (Prüfungssymptome).

Ähnlichkeit

Das ist nun etwas, das man nicht unbedingt verstehen muss, das man aber erleben kann: Wenn die auffallenden Symptome einer Krankheit von einem Mittel in einer Prüfung schon mal erzeugt worden sind, also von Prüfern schon beobachtet und beschrieben worden sind, dann besteht eine Ähnlichkeit zwischen den Krankheitssymptomen und den Symptomen des Mittels. Man sagt: Das Mittel ist der Krankheit ähnlich (obwohl natürlich genau genommen nur die vom Mittel bei der Prüfung erzeugten Symptome den Symptomen des Patienten – d. h. der Krankheit – ähnlich sind).

Und jetzt der eigentliche Hammer:
Wenn eine Ähnlichkeit zwischen Prüfungssymptomen (Symptome des Mittels) und Patientensymptomen (Krankheit des Patienten) besteht, kommt es zur Heilung der Krankheit. Mit größter Sicherheit.
Unglaublich, aber täglich erlebbar.

Anleitung zum Selbermachen

Dass Laien überhaupt Corona- und Virusfolgeerkrankungen erfolgreich behandeln können, hängt mit der Art dieser Krankheiten zusammen. Diese Krankheiten sind alle auf eine Verursachung zurückzuführen: die Infektion mit einem Virus. Und das macht es dann doch übersichtlich. Denn während in der Homöopathie bei chronischen Krankheiten üblicherweise alle Symptome und Beschwerden aus u. U. jahrelangen Verläufen registriert und beurteilt werden müssen, reicht jetzt die Aufnahme der neuen Symptome und Beschwerden **seit der Infektion**. In einfachen Fällen kommt man da auch ohne langes Studium der Homöopathie zurecht.

Wir hatten in den vorherigen Kapiteln schon die Fälle gesehen, bei denen die Gabe der Erregernosode (*Influenzinum*, *Corona Nosode*, *Eppstein-Barr Nosode*, *Tuberculinum*, *Variolinum*) als Behandlung ausreichte. Aber sehr häufig werden wir sehen, dass wir mit den Nosoden alleine nicht weit kommen. Viele andere Mittel kommen eben auch noch als Heilmittel infrage.

Wie finden wir diese Mittel? Wir erkennen sie an den Beschwerden und veränderten Symptomen (Zeichen), die die Patienten seit der Infektion entwickelt haben. Wenn wir diese neuen Zeichen, besonders die sehr auffallenden, aufschreiben, können wir danach im Kapitel „Liste der Mittel" alle dort erwähnten Mittel durchlesen und mit dem Mittel, das die neuen Zeichen am besten repräsentiert, die Behandlung beginnen.

Da in der „Liste der Mittel" (ab Seite 95) nur die häufigsten Mittel bei Virusfolgeerkrankungen aufgeführt sind (es gibt noch sehr viele andere), werden wir nicht immer die beste Wahl treffen können. Es wird also nach der Mittelgabe nicht unbedingt „alles gut" sein. Vielmehr werden Symptome, Beschwerden, Zeichen übrigbleiben. Jetzt lohnt es sich, die folgenden Fragen zu stellen:

> Hat sich seit der Mittelgabe etwas verändert? Was genau?
>
> Was ist neu?
>
> Was ist weggefallen?

Wenn wir jetzt die gebesserten Symptome weglassen, die verschlechterten beibehalten und die neuen Symptome hinzufügen, finden wir vielleicht in der „Liste der Mittel" ein passenderes Mittel. Aber davon später mehr.

Wenn wir so vorgehen, können wir beachtliche Erfolge erzielen. Vielleicht ermutigen sie uns (auch wenn das bisher nicht unser erster Gedanke gewesen wäre), jetzt die professionelle Hilfe von Homöopathen in Anspruch zu nehmen. Warum sollten wir vor uns hin leiden, wenn wir doch einen nebenwirkungsfreien Behandlungsversuch machen könnten – selber und/oder mit Profi-Hilfe?

Noch ein Hinweis zu den nachfolgenden Geschichten. Sie können sie einfach lesen und sich inspirieren lassen. Sie können aber auch versuchen, bereits etwas über die homöopathische Behandlung zu lernen.

Mir ist natürlich klar, dass meine Leserinnen und Leser unterschiedliche Vorkenntnisse in der Homöopathie haben. Deswegen habe ich die homöopathischen Gründe für die

Wahl eines Mittels bei meinen Patientenberichten eher knapp gehalten.

Für die Erfahreneren füge ich aber manchmal nach der Krankengeschichte noch die Symptome an, die mich zur Mittelwahl bewogen haben. Man muss sie ja nicht lesen.

Von wegen einfach

Eine 25-jährige Frau hatte im Mai 2020 heftig und kurz Corona gehabt. Obwohl sie hohes Fieber gehabt hatte, war sie die ganze Zeit eiskalt gewesen. In ihrer Krankheitswoche litt sie auch unter Gliederschmerzen „überall". Heftige Durchfälle, die besonders nachts verstärkt auftraten, schwächten sie. Ein mäßiger Husten belästigte sie dagegen wenig. Luftnot oder andere Lungensymptome hatte sie nicht zu beklagen. Gleich mit Auftreten des Fiebers seien das Geruchs- und das Geschmacksvermögen verschwunden.

Weswegen sie jetzt nach neun Wochen anrufe, sei wegen der immer noch anhaltenden Geruchsstörungen und wegen des pappigen Geschmackes, der nicht weggehen wolle.
Für einen erfahrenen homöopathischen Arzt ist es nicht besonders schwer zu erkennen, dass diese überschaubare Krankengeschichte anders ist als sonst. Die häufigste Form der akuten Corona Erkrankung mit deutlich beeinträchtigendem Husten und mit Atemnot hatte diese Patientin jedenfalls nicht gehabt. Insofern hätte mir gleich klar sein können, dass meine Empfehlung, *Influenzinum* C 200 zu

nehmen, wahrscheinlich nicht viel bringen würde. Wissen wir doch seit einiger Zeit, dass *Influenzinum* am ehesten bei Folgen von Corona wirkt, wenn die akute Covid-19 Erkrankung einer Influenzaerkrankung ähnelt – was ja durchaus häufiger vorkommt. Andererseits weiß man bei einem kurzen Telefonat nicht unbedingt, ob die Patientin die Atemwegsbeschwerden nur nicht so deutlich wahrgenommen hat, weil sie vielleicht von einer Grippe in den letzten Jahren schlimmeres gewohnt war?

Auf jeden Fall macht man nichts falsch, wenn man einfach probeweise *Influenzinum* C 200 gibt. In diesem Fall hätte ich aber heute statt *Influenzinum* die entsprechende *Corona Nosode* empfohlen.

Das *Influenzinum* hatte jedenfalls bei der Patientin innerhalb einer Woche nichts bewirkt.

Jetzt hieß es also genauer hinschauen. Im vorherigen Kapitel haben wir ja gelesen, dass neben den „typischen" Coronasymptomen besonders die seltener vorkommenden Symptome der Erkrankung zu beachten sind.

Bei unserer Patientin waren das die folgenden Symptome:
- Gliederschmerzen bei Fieber mit Eiseskälte
- nächtlicher Durchfall
- pappiger Geschmack aller Speisen

Das einzige Mittel, für das diese Symptomenkombination hochgradig typisch ist, ist *Pulsatilla pratensis*, die Küchenschelle. Übrigens ist *Pulsatilla* auch ein gutes Mittel, wenn bei einem Schnupfen im Rahmen einer üblichen Erkältung der Geruchssinn verschwindet.

Die Patientin bekam *Pulsatilla* in der Zehntausender Potenz (XM) einmalig und in wenigen Tagen war der Spuk vorbei.

Den mit der Homöopathie Erfahreneren unter den Lesern sei noch ergänzt: die Patientin war schon immer durstlos, konnte Hitze schlecht vertragen und hatte „nah am Wasser gebaut". Dies habe ich auf Nachfrage erfahren und es zeigt uns, dass *Pulsatilla* insgesamt ein passendes Mittel für die Patientin zu sein scheint. Entsprechend schnell und sicher war dann auch die Wirkung der hohen Potenz.

Von der Kunst, das Auffallende nicht zu übersehen

Vor zwei Monaten rief mich eine 48-jährige Frau an, um wegen einer Behandlung ihres Post Covid Syndroms (Long Covid) nachzufragen. Seit mindestens zwölf Monaten leide sie jetzt unter den Folgen ihrer Covid-19 Erkrankung. Diese sei zwar nicht besonders schlimm gewesen, ja, nach ca. 10 Tagen habe sie sich eigentlich wieder gesund gefühlt, aber bald sei eine zunehmende Schwäche aufgetreten. Die Patientin sei trotz vieler unterstützender Maßnahmen wie Ernährungsumstellung, Physiotherapie und „sogar" einiger Stunden Psychotherapie nie wieder auf die Beine gekommen. Im Auto könne sie nur liegend gefahren werden, alles, auch die Essenszubereitung, bereite ihr unsägliche Mühen.

Sie müsse sich ständig ausruhen und doch sei sie nach der Ruhe nicht fitter. Auch sei sie immer müde, schlafe viel, aber der Schlaf erfrische sie nicht. Dazu sei seit Anfang 2021 noch eine deutliche Verschlechterung ihres Gedächtnisses und der Konzentrationsfähigkeit dazugekommen. Sie würde sich zwar nicht als depressiv bezeichnen, aber freudlos wäre schon ein passender Begriff.

In der Regel sind Telefongespräche mit neuen Patienten eher kurz, solange sie noch nicht in unserer Behandlung sind. In diesem Fall entspann sich aber ein sehr intensives Gespräch über die sich schleichend verfestigende Antriebslosigkeit, die Gewöhnung an den Erholungsmangel und den Sinn eines Lebens, das sich der eigenen Gestaltung zunehmend entzieht.

Schließlich sagte sie: „Ich habe Ihr Coronabuch gelesen und bitte Sie, mir ein homöopathisches Mittel zu empfehlen".

Es passiert mir nicht häufig, aber in diesem Moment war ich kurz sprachlos.

Wie kann man in einer so schwierigen Lebenssituation allein von einem homöopathischen Mittel eine grundsätzliche Wende erwarten? Zumal monatelange andere medizinische Bemühungen keinen großen Erfolg gezeigt hatten? Zu lange besteht der kranke Zustand schon und zu viele Traumen und deprimierende Erfahrungen haben sich in das Krankheitsbild eingemischt, als dass eine klare Mittelfindung (zumal am Telefon) möglich gewesen wäre. So dachte ich. Schließlich ist es meine Erfahrung, dass ohne eine parallel zur homöopathischen Behandlung stattfindende intensive Beschäftigung mit den Verwerfungen, die die Krankheit erzeugt hat, eine Besserung oder Heilung schwierig ist.

Also empfahl ich ihr, für eine Woche zu uns in die Klinik zu kommen, damit wir uns in Ruhe mit den seelischen Lasten und mit einer Mittelfindung befassen könnten. Unser Förderverein würde die finanzielle Frage lösen helfen, denn inzwischen hatte die Patientin keine eigenen Mittel mehr und musste mit sehr wenig Geld auskommen. Wir vereinbarten, dass die Patientin sich alles in Ruhe überlegen sollte. Ich war mir aber sicher, dass sie aus irgendeinem Grund, den ich nicht kannte, nicht kommen wollte.

Tatsächlich sagte sie zwei Tage später ab, nicht ohne mich wieder inständig um ein homöopathisches Mittel zu bitten.

Obwohl ich mir immer noch sicher war, dass auf diese Weise kein sinnvolles homöopathisches Mittel zu bestimmen ist, hatte ich plötzlich das Gefühl, doch noch einige Fragen stellen zu sollen.

Ich fragte also, was sie außer der „Fatigue" und den damit zusammenhängenden typischen Long Covid Beschwerden außerdem noch belaste. Nach kurzem Nachdenken sagte sie: „Am schlimmsten ist seit drei Monaten mein Durchfall am Morgen. Immer, wenn ich meine, endlich ein wenig tiefer zu schlafen, so zwischen fünf und sechs Uhr, erwache ich und muss plötzlich dringend zum Stuhlgang, der meist sehr dünn ist, aufstehen. Da ich nur langsam aus dem Bett komme, habe ich es schon mehrfach nicht mehr rechtzeitig auf die Toilette geschafft."

Die Wunder der Homöopathie zeigen sich manchmal, wenn man am wenigsten daran glaubt. Die Patientin hatte mir mit diesem Symptom: „Stuhldrang treibt sie morgens plötzlich aus dem Bett" ein wichtiges Hinweissymptom für *Sulphur* geliefert. Aus meiner leichten Gereiztheit war plötzlich Freude geworden und mit ein paar wenigen Fragen konnte ich homöopathisch herausfinden, dass *Sulphur* das jetzt angezeigte Mittel für die Patientin war.
Ich empfahl es ihr als Zehntausender Potenz (XM).

Knapp zwei Monate später bekam ich eine Mail, in der die glückliche Patientin von der Wiederaufnahme ihrer Arbeit schrieb.

Natürlich sind solche Behandlungen die Ausnahme. Trotzdem wurde etwas deutlich, was nicht nur bei Long Covid Behandlungen dringend beachtet werden muss: Wir müssen auch nach **auffallenden neuen Symptomen** suchen, die für das Leiden der Patientin (also z. B. Long Covid) **nicht typisch** sind. Dann haben wir eine größere Chance, auf kurzem Wege das heilende Mittel für die gesamte Krankheit zu finden.

Hilfe willkommen

Eine Freundin von uns ist Intensiv-Krankenschwester. Über die homöopathische Behandlung ihrer Kinder, später der ganzen Familie, hatte sie grundlegende Kenntnisse und Erfahrungen in der Homöopathie gewonnen. Auch

Freunde, Nachbarn und Kollegen baten sie immer mal wieder um ein paar „Kügele". Während Corona litt sie unter der schwierigen Situation auf ihrer Intensivstation. Es ging auch um organisatorische Probleme, vor allem aber machten ihr die tragischen Verläufe bei manchen Coronakranken zu schaffen. Gerne hätte sie mit homöopathischen Mitteln die eine oder andere gesundheitliche Erleichterung unterstützt, aber auf dieser Intensivstation war die begleitende Behandlung mit Globuli verboten. Die Patienten wurden nicht nur (sinnvollerweise) aus Infektionsschutzgründen von der Außenwelt abgeschirmt, sondern damit auch von jeglicher Unterstützung und Hilfe von außen.

Ganz anders die Situation bei manchen infizierten Angehörigen von intensivpflichtigen Patienten und bei einigen Kolleginnen: Hier wurde unsere Freundin gebeten, mit ihren „Kügele" den Heilverlauf zu unterstützen. Dies gelang in vielen Fällen recht gut. Natürlich blieb es nicht aus, dass sich die Kompetenz unserer Freundin herumsprach und bald kam auch die eine oder andere Bitte um Hilfe bei längeren Coronaverläufen, die nicht vorbeigehen wollten. Am Anfang empfahl unsere Freundin bei Langzeitfolgen nach Corona außer *Influenzinum* nur allgemein unterstützende Mittel in Urtinktur, wie z. B. *Avena sativa* und *Passiflora*, oder *Kalium phosphoricum*, dieses als D 6 Verdünnung. Die unterstützende Wirkung dieser Mittel war deutlich zu spüren und zu sehen, allerdings waren keine schnellen Heilungen zu verzeichnen. Da keine andere Hilfe angeboten wurde, schlimmer noch, da häufig von Arbeitgebern und auch manchen Ärzten die Langzeitbeschwerden nicht wirklich ernstgenommen wurden, gab unsere Freundin zunehmend auch homöopathische Mittel.

Einer ihrer ersten Fälle verlief so:
Ihre Lieblingskollegin war fünf Wochen nach einer leichten Corona Erkrankung immer noch nicht ganz fit. Sie ermüdete schneller und erholte sich langsamer als sonst. Allerdings war die Belastung auf der Station weiterhin sehr hoch, sodass auch von daher keine Entlastung in Sicht war. Schnell fühlte sie bei geistiger Beanspruchung eine allgemeine Schwere und eine Art Benommenheit oder „Döseligkeit", wie sie es nannte. Sie war nicht wirklich krank, aber auch nicht wirklich gesund.
In dieser Situation bekam sie von unserer Freundin zwei Mal *Gelsemium* (Gelber Jasmin) C 200 im Abstand von zwei Tagen. Eine Woche später waren die Spätfolgen nach Corona wie weggeblasen. Einige freie Tage unterstützten die vollständige Genesung.
Wie es so ist, sprach sich dieser Behandlungserfolg schnell herum. Unsere Freundin konnte in weiteren Fällen gut helfen, wobei sie zunehmend allen Patienten mit Anzeichen für „Fatigue", also Müdigkeit und Schwäche, *Avena sativa* in Urtinktur gab, unabhängig von sonstigen Behandlungen (wir werden später mehr davon lesen).

Schließlich wurde ihre Hilfe von einer Patientin erbeten, bei der sie an ihre homöopathischen Behandlungsgrenzen kam.

Es handelte sich um die Frau eines Intensivpatienten, die fünf Wochen nach ihrer Coronaerkrankung immer noch unter einem schmerzhaften, trockenen Husten litt. Ihre Covid-19 Erkrankung hatte nach 14-tägigem Fieber und Unwohlsein zu einer Lungenentzündung geführt. Wegen ihres positiven Tests war sie zunächst nur unter Quarantäne ohne weitere Behandlung gewesen. Erst als sie 14 Tage nach der Infektion wegen einer plötzlichen Ohnmacht ins Krankenhaus eingeliefert worden war, stellte man die Lungenentzündung fest. Auf das Antibiotikum entwickelte sie eine Allergie. Ihr Zustand verschlechterte sich rapide, sodass eine Beatmung vorgeschlagen wurde. Nach dem, was sie über ihren beatmeten Mann gehört hatte, verweigerte sie die Beatmung. Wenn dann nachts die Atemnot zu schlimm wurde, drehte sie heimlich die Sauerstoffzufuhr höher. So kam sie einigermaßen über die Runden. Als der PCR-Test negativ geworden war, wurde sie in schlechtem Allgemeinzustand mit Reizhusten und Atemnot, selbst beim Sitzen, nach Hause entlassen.

Jetzt, also fünf Wochen nach der Infektion, wurde unsere Freundin um Unterstützung gebeten. Sie gab der Patientin, weil sie neben der Atemnot einen trockenen und schmerzhaften Husten hatte, *Bryonia* (Zaunrebe) C 200. Dieses Mittel war angezeigt, weil sie beim Husten stechende Schmerzen hatte, die durch Druck auf die schmerzhafte Brustseite gebessert wurden.

Bereits nach wenigen Stunden seien die Beschwerden um 50 % besser gewesen. In der folgenden Woche (sie nahm noch einmal *Bryonia* C 200), ging es ihr weiter besser, weg waren die Beschwerden allerdings nicht. Auch litt sie sehr unter der seit der Infektion bestehenden Schwäche. Zwar war auch diese nicht mehr so schlimm, aber ihr fehlte einfach die Energie zu einem „normalen" Leben. Außerdem hatte sie langfristig einen Wanderurlaub in den Alpen gebucht, den sie in wenigen Wochen antreten wollte.

Insgesamt sieben Wochen nach Beginn ihrer Erkrankung kamen zu dem noch bestehenden leichten nächtlichen Reizhusten und der allgemeinen Schwäche plötzlich starke Rückenschmerzen nachts und vor allem beim Stehen hinzu. Ihr war ständig zu heiß und sie konnte sich bei Süßigkeiten (die sie schon immer mochte) nicht mehr zurückhalten. Für unsere Freundin war klar, dass jetzt ein anderes Mittel als *Bryonia* notwendig war, da ja neue Symptome aufgetreten waren.

Das Mittel, das häufig als Zwischenmittel bei post viralen Erkrankungen (also auch Long Covid) infrage kommt, ist *Sulphur* (Schwefel). Es zeigte sich hier durch nächtliche und beim Stehen verschlechterte Rückenschmerzen, extremes Verlangen nach Süßigkeiten und ein ständiges „zu warm sein" (die Patientin musste sogar nachts die Füße außerhalb der Bettdecke halten, früher litt sie eher unter kalten Füßen).

Nach der Gabe von *Sulphur* C 200 ging es ihr insgesamt deutlich besser. Als sie schon hoffte, den Wanderurlaub mit ihrer Freundin doch antreten zu können, sagte diese ab: Es sei ihr zu riskant, mit einer Coronakranken einen

Wanderurlaub zu machen. Sie würde jetzt mit einer anderen Freundin auf Bergtouren gehen.

Diese Mitteilung versetzte ihr so einen Schock und kränkte sie so schwer, dass sie einen Rückschlag erlitt. Jetzt hatte sie plötzlich einen hartnäckigen trockenen Husten und wieder starke Atemnot bei geringer Belastung. Ganz neu war, dass sie beim und kurz nach dem Einschlafen plötzlich Atemnot bekam, die erst nach dem Aufsitzen langsam nachließ.

Da es jetzt auch um die Frage einer erneuten Krankenhausbehandlung ging, wurde ich zu Rate gezogen. Und wie so häufig bei der homöopathischen Behandlung führen deutliche und heftige Symptome meist schneller zum Heilmittel (und nicht ins Krankenhaus), als eher unbestimmte, allgemeine oder nur lästige Beschwerden.

Das Heilmittel war hier *Lachesis muta* (Buschmeisterschlange).

Lachesis führte innerhalb einer Woche zu Beschwerdefreiheit bei allerdings noch deutlichem Trainingsrückstand. Nach weiteren zwei Wochen fleißigen Trainings konnte die Patientin mit einer anderen Begleitung in den Wanderurlaub aufbrechen, allerdings plante man sicherheitshalber weniger anspruchsvolle Touren.

Wir sehen bei diesem letzten Fall, dass bei Long Covid manchmal auch seltenere Mittel zum Einsatz kommen müssen. Wir sollten also nicht aufgeben, wenn wir selber keine passenden Mittel finden, sondern uns Hilfe holen.

Lachesis finden wir bei Long Covid eher selten. Im geschilderten Fall führten die folgenden Symptome zur Mittelwahl:

- Folge von Schock (plötzliche Absage der Reise)
- Eifersucht (jemand anderes wurde vorgezogen)
- Atemnot beim und nach dem Einschlafen

Das Geburtstagsgeschenk

Frau S. ruft an ihrem 54sten Geburtstag an. Sie habe die Nase im wahrsten Sinne des Wortes voll! Vor über fünf Wochen habe sie sich mit Corona infiziert und sie sei immer noch krank und es gehe nichts voran. Da habe sie sich zum Geburtstag eine Woche Behandlung bei uns auf der Insel geschenkt. Die Empfehlung stamme von einer Freundin, aber sie selber habe sofort gewusst: Das mache ich. Ob sie am Wochenende kommen könne?

Das Telefonat war am Donnerstag.

So kurzfristig hatte ich natürlich keine Zeit. Außerdem hatte ich in der nächsten Woche einen Zahnarzttermin. Dazu muss man wissen, was ein Zahnarzttermin für Insulaner heißen kann: drei Tage an Land sein, wenn die Fähre nur einmal am Tag, z. B. am Vormittag, fuhr und der Termin am Vormittag lag. Mein Termin lag am Vormittag. Es ging also nicht. Aber sagen Sie das mal einem Menschen, der fest entschlossen und mit innerer Sicherheit, Charme und Hoffnung sich seinen Geburtstagswunsch erfüllen will!

Also sagte ich ihr zu.

Die Patientin reiste am Wochenende an, um sich schon mal an das Nordseeklima zu gewöhnen. Am Montag fand die Anamnese statt und am Freitag das Abschlussgespräch. An den Zwischentagen schickte sie mir jeweils am Vormittag eine Mail.

Und das ist ihre Geschichte:

Vor über fünf Wochen habe sie sich mit dem Coronavirus infiziert. Jetzt sei ihre Stimme immer noch sehr, sehr schwach und nicht belastbar. Der Atem sei nicht frei, immer noch sei Schleim in der Lunge und sie müsse beim tieferen Atmen sofort husten. Besonders morgens sei sie „flatterig" und müsse sich mehrfach hinsetzen. Als Schauspielerin an einem großen Theater habe sie weiter an den Proben teilzunehmen, da doch die ersten Aufführungen mit Publikum vor der Tür stünden. Aber sie sei auch sonst noch gar nicht in der Lage, konzentriert zu arbeiten. Sie verliere schnell den Faden, der „Fluss" sei plötzlich weg und sie könne sich nichts merken. Plötzlich seien die Gedanken verschwunden. Im Gehirn sei dann die „große müde Leere." Das alles mache sie noch empfindlicher, als sie schon immer war. Außerdem sei sie extrem reizbar und innerlich schnell wütend. „Meine Zündschnur ist ganz kurz geworden." Ständig sei die Nase innerlich verschwollen, sodass sie ohne Nasentropfen Tag und Nacht nicht durch die Nase atmen könne. Draußen sei die Nase etwas besser. Ihre Coronaerkrankung selber war nicht zu schlimm gewesen und in Bezug auf Fieber, Gliederschmerzen, Geruchs-

und Geschmacksstörungen, Übelkeit und Durchfall nach einigen Tagen weitgehend vorbei gewesen.

Beim Lesen einiger der bisherigen Fallberichte haben Sie sicher schon gemerkt, es kommt bei verlängerten Coronafällen darauf an zu erfahren, welche Beschwerden seit Corona geblieben sind und welche neu dazugekommen sind. Meist muss man das erfragen, aber weil die Erkrankung noch nicht zu lange dauerte (obwohl sie schon auf dem besten Weg zu Long Covid war), erinnerte sich die Patientin noch gut an alles.

Übriggeblieben von ihrer Covid-19 Erkrankung waren eindeutig die verstopfte Nase, die Stimm- und Atembeschwerden. Geblieben und sogar schlimmer geworden waren die geistigen Beeinträchtigungen. Ihre Müdigkeit und Schwäche seien nur leicht besser geworden.

An dieser Stelle, wenn die Patienten alles gesagt zu haben meinen, stelle ich die üblichen homöopathischen Routinefragen u. a. nach Durst, Appetit, Abneigungen und Gemütsveränderungen.

Ich erfuhr also noch, dass sie immer noch frostig war und ist, aber seit Corona habe sie zeitweise „Hitzeanfälle". In den letzten zwei Wochen könne sie schlecht schlafen, nicht nur wegen der verstopften Nase, sondern auch, weil sie nachts Angst habe, ob wohl jemand im Zimmer sei. Morgens und abends habe sie Ängste durch „Schwarzsehen". Der Durst sei ausgeprägt. In den letzten Wochen trinke sie auch nachts. Das könne mit der zugeschwollenen Nase zusammenhängen.

Jetzt habe sie große Angst, dass es nun monatelang so weitergehe, wie man es ja aus den Medienberichten über Long Covid wisse.

Trotz aller Zugewandtheit, Freundlichkeit und Begeisterungsfähigkeit war die grundsätzliche Ängstlichkeit der Patientin für mich deutlich zu spüren.

Noch am gleichen Nachmittag nahm sie ihre Globuli ein.

Dieser Patientin und überhaupt allen meinen Patienten nenne ich nie das Mittel, das ich ihnen verabreiche. So kann ich vermeiden, dass die Patienten sich über das Mittel belesen oder sonstwie Informationen haben, die sie im Empfinden der Mittelwirkung beeinträchtigen könnten. Es geht nämlich darum, dass neue Symptome beim Patienten entstehen und empfunden werden oder andere Symptome verschwinden. Das Wahrnehmen sollte vorurteilsfrei erfolgen, sonst führen uns die neuen Symptome (wenn sie bloß „eingebildet" oder angelesen sind) nicht zu einem besseren Mittel.

Immer bitte ich meine Patienten auf Träume zu achten und sie mir möglichst zu erzählen oder zu schreiben. Am nächsten Tag kam die erste Mail.

1. Tag – Mail

Vier winzig kleine Kügelchen von WAS haben Sie mir da gegeben? Ich bin sehr berührt und dankbar.

Eine Stunde nach Einnahme: Obwohl ich keinen Spray benutzt hatte, war die Nase teilweise frei. Reinigender Stuhlgang. Ich habe Lust zu singen.

In der Nacht viel Durst. Viel Wasserlassen.
Häufig wach.

Traum1:
Ich schwinge mich in einem Hochhaus ohne Treppen
mithilfe einer Art Liane von Stockwerk zu Stockwerk.

Morgens dann klare, ruhige Gedanken, innerer
Schwung, alles fühlt sich wieder nach MIR an.

2. Tag – Mail

Kann mich zum ersten Mal wieder unterhalten beim
Gehen. Kann mich gut konzentrieren. Weniger Durst.
Bewegungsdrang und auch wieder mehr Kraft
zum Gehen.

Nachts ist die Nase ohne Spray fast ganz frei.
Kein Durst mehr in der Nacht.

Traum 2:
Ich lasse mich in einen See fallen und schwebe in dem
lichtdurchfluteten Wasser. Ich fühle mich frei und
losgelöst.

Morgens etwas zerschlagen gefühlt. Ich bemerke die
stickige Luft im Raum und nehme wahr, dass die
Seife nach Aprikose riecht. Ich hatte gar nicht mehr
gemerkt, dass mein Geruchssinn noch gestört war.
Jetzt kann ich also wieder riechen! ;-)
Bin sehr klar im Kopf, kann mich gut konzentrieren.
Das ist herrlich!!! Ich bin sooooo dankbar für ALLES...
Für mich ein kleines Wunder... ;-)."

3. Tag – Mail

Müheloser Spaziergang. Tee schmeckt sehr gut.
Mehrfach Stuhlgang.

Abends leichte Übelkeit bis zum Schlafengehen..

Traum 3:

*Von meiner Jugend und meiner Heimatstadt, in die
ich demnächst (in Echt) zurückgehen möchte.
Im Traum stellt sich die Frage, ob ich das darf.*

Morgens etwas abgeschlagen. Klarer Kopf.
Wie aus Zeit vor Corona schon bekannt:
kurz leichtes Bauchweh mit Übelkeit.

4. Tag

Für diesen Tag hatten wir ein weiteres Treffen vereinbart.
Vor mir sitzt die strahlende, sichtlich gut erholte Patientin,
die mir nur berichten kann: „Alle Beschwerden, weswegen
ich gekommen bin, sind weg. Ich kann es noch gar nicht
fassen."

Vier Wochen später erreicht mich die folgende Mail:

*Mein Allgemeinbefinden ist gut bis sehr gut.
Bin sehr klar im Kopf und fühle oft Lebensfreude,
Dankbarkeit und Elan.*

*Die Stimme ist einwandfrei. Ängste habe ich
schon seit der Mitteleinnahme nicht mehr.*

*Jetzt würde ich mich aber sehr dafür interessieren,
welches Mittel ich überhaupt bekommen habe."*

Das Mittel war *Phosphorus* XM.

Soweit die Geschichte vom Geburtstagsgeschenk.

Und hier noch die Symptome, die zur Wahl von *Phosphorus* geführt haben:
- Müdes Gefühl im Kopf
- Konzentrationsstörungen
- Verstopfung der Nase, im Freien besser
- zittrige Schwäche morgens
- Furcht vor eingebildeten Dingen

Phosphorus sollte bei der Behandlung von Long Covid immer in Erwägung gezogen werden, wenn dieses eigentümliche Kopfgefühl geschildert wird. Hier einige Beispiele, wie Patienten das Gefühl ausgedrückt haben: „müde im Kopf, Leeregefühl, Wattegefühl, halblebiger Kopf".

Ängste gehören unbedingt zu *Phosphorus*. Besonders hilfreich für die Mittelfindung ist es, wenn es sich um spezielle Ängste handelt, in diesem Fall die ängstliche Einbildung von einer Person im Raum.

Phosphorus ist auch deswegen bei Covid-19 und Long Covid häufig angezeigt, weil die Heilung von Thrombosen und Gerinnungsstörungen (wie sie bei Corona oft vorhanden sind) zum Wirkungsspektrum von homöopathischem Phosphor gehört.

Noch einige Hinweise zu den Träumen. Mit ihnen hat es eine besondere Bewandtnis.

Es ist für unsere seelische Hygiene wichtig, dass wir unsere Träume erinnern und anderen erzählen. So können sie, ohne dass wir sie groß deuten, ihr Reinigungswerk für das seelische Gleichgewicht leisten.

Homöopathen interessieren Träume auch deswegen, weil sich in ihnen zeigen kann, wie das homöopathische Mittel anschlägt. Bei unserer Patientin habe ich folgende Botschaften rausgehört:

- Traum 1: Patientin kommt mit Hilfsmittel (Liane = Homöopathie) voran
- Traum 2: Botschaft von Freiheit, Wohlbefinden, Gesundheit; das Mittel wirkt
- Traum 3: Jetzt geht es um den weiteren Lebensweg; um das Leben nach Long Covid

Gerade bei Long Covid leidet häufig auch die Psyche der Patienten unter der langwierigen Erkrankung. Für eine schnelle, sanfte und dauerhafte Heilung kann es dann nur von Vorteil sein, wenn die Heilkraft der Träume mit einbezogen wird. Auch eine Zeit der Ruhe und des selbstbestimmten Lebens in gesunder Umgebung kann den Heilverlauf fördern.

Wie schwierig es sein kann, Long Covid zu überwinden, wenn die Umstände stressig und kräfteraubend sind, zeigt die nächste Geschichte.

Heilung mit Hindernissen

Bei dieser Behandlung hatte ich von Anfang an kein gutes Gefühl. Ein Kollege, der seinen lange geplanten Urlaub antreten wollte, bat mich um die Weiterbehandlung eines

34-jährigen Leiters eines Autohauses, der seit acht Monaten unter Long Covid litt. Trotz verschiedener Bemühungen, einschließlich einer stationären Behandlung, hatte er seit seiner Covid-19 Erkrankung verschiedene Beschwerden. Besonders belastend war eine morgendliche Übelkeit, die meist gegen 10 Uhr für ein bis zwei Stunden auftrat und manchmal, aber nur selten, auch abends kurz aufflammte. Er konnte sich nur wenig körperlich belasten und selbst ausführliche Ruhepausen brachten wenig Kräftigung.

Das Schlimmste aber sei eine extreme Gedächtnisschwäche. An Gelesenes könne er sich schon nach ca. einer Stunde nicht mehr erinnern, Namen erinnere er nach wenigen Minuten nicht mehr. Wörter fielen ihm nicht mehr ein. Früher habe er ein exzellentes Gedächtnis gehabt und viel von seinem Geschäftserfolg hinge mit seinem guten Gedächtnis zusammen.

Der Grund für mein ungutes Gefühl war aber etwas anderes: dieser Patient hatte noch im letzten Jahr vor seiner Coronaerkrankung zusätzlich ein anderes Autohaus übernommen. Bei den jetzt notwendigen Anpassungsvorgängen mache er „Fehler über Fehler", weil er einfach zu Vieles vergesse. Er sei unter „wahnsinnigem Druck". Wenn er nicht bald wieder gesund werde, würden seine Autohäuser zugrunde gehen.

Es ist dieser Druck durch die Lebensumstände, die oft eine Heilung erschweren. Homöopathen nennen dies ein Heilungshindernis. Das können auch anstehende Prüfungen sein oder Beziehungsprobleme, Sorge um die Familie, ständiger Ärger oder tiefer Kummer, um nur einiges zu nennen.

Natürlich übernahm ich trotzdem die Behandlung, die zunächst per Mail erfolgte.

Die Vorgeschichte hatte mir schon mein Kollege übermittelt und wurde mir ja weitgehend auch vom Patienten erzählt. Demnach war die Coronaerkrankung typisch mit Schwäche, Atemnot, Husten, Fieber, Geruchs- und Geschmacksstörungen abgelaufen und abgeheilt. Neu, so schrieb mir der Kollege, sei nach Corona eine ständige morgendliche Übelkeit aufgetreten, mit Abneigung gegen jegliches Getränk. Auch klage er (fünf Monate nach Corona kam er zum ersten Mal zu meinem Kollegen in Behandlung) über erhebliche Merkfähigkeitsstörungen und Schlafstörungen. Trotz aller homöopathischen Bemühungen ginge es dem Patienten auch nach zwei Monaten homöopathischer Behandlung nur hinsichtlich seiner körperlichen Leistungsfähigkeit etwas besser. Das Gedächtnis werde eher schlechter. Der äußere Druck nehme erheblich zu. Er sei zunehmend reizbarer geworden.

Die Situation war nach so vielen Monaten mit fast erfolglosen Bemühungen in Kliniken und beim Homöopathen verfahren. In so einer Situation kann man zunächst an die Zwischengabe von *Sulphur* denken. *Sulphur* wäre in diesem Fall ein sogenanntes **Zwischenmittel**. Dieses kann in blockierten Zuständen gegeben werden, in denen selbst gut gewählte Mittel keine Wirkung hätten.

Alternativ käme die Gabe der *Corona Nosode* infrage mit dem gleichen Ziel. Wenn möglich sollte man jedoch ein für den Patienten in dieser Situation passendes ähnliches Mittel suchen. Bei diesem Patienten war an die Gabe von *Nux vomica* zu denken. Dieses Mittel (die Brechnuss!) passte sehr gut zu den Symptomen des Patienten mit seiner morgendlichen Übelkeit, der Getränkeabneigung und der Schlaflosigkeit durch Gedankenzudrang. *Nux vomica* ist generell ein gutes Mittel, wenn Patienten Probleme – häufig im Magenbereich – durch zu viel Stress haben. Bei vielen Menschen, die ich kenne, liegt *Nux vomica* im „Medizinschrank" als Nothelfer bei Folgen von feuchtfröhlichen Nächten. Diese hatte mein Patient natürlich nicht, obwohl er früher durchaus gerne ausschweifend gefeiert hatte. „Das ist viel zu lange her" seufzte er.

Um es kurz zu machen: *Nux vomica* half nicht wirklich.

Also noch einmal alles neu erfragen (ich wusste schon, warum ich gleich ein ungutes Gefühl hatte). Und tatsächlich bestand relativ neu eine Abneigung gegen Tee und ein Zusammenschnürungs-Gefühl des Brustkorbes bei schon geringer körperlicher Belastung.

Diese beiden Symptome führten zusammen mit den bereits bei *Nux vomica* erwähnten zu einem neuen Mittel: *Phosphorus*.

Phosphorus kennen wir ja bereits aus dem letzten Fall. Diesmal stellte es sich etwas anders dar, auch war das bei Long Covid so typische Leeregefühl im Kopf nicht vorhanden.

Trotz viel Geduld von mir und meinem Patienten konnten wir auch mit *Phosphorus* keine durchgreifende Besserung bewirken.

Es war deprimierend. Ohne viel Überzeugung probierte ich noch zwei andere Mittel aus, auch diese brachten keinen Erfolg.

Also hatte ich recht gehabt! Ein Patient, der derartig unter Druck steht, kann manchmal einfach nicht gesund werden, bevor der Druck nachlässt. Alle Bemühungen waren umsonst gewesen!

Nun hatte ich immer nur per Mail und zweimal per Telefon mit dem Patienten kommuniziert. Das ist, so weiß ich aus langer Erfahrung, etwas völlig anderes, als wenn man sich gegenübersitzt und alle Regungen bemerken kann und auch nebensächlich Erscheinendes wahrnimmt.

Ich bat also um einen Besuch auf der Insel. Er könne sich in eines seiner schnellen Autos setzen, zum Hafen fahren und dann, auf der Insel angekommen, im Tempo der Pferdekutschen zu unserer Klinik kommen. Und so machte er es.

Unser Gespräch war äußerst fruchtbar. Wir fanden bald heraus, dass der Patient noch unter ganz anderem Stress, als durch seine Arbeit stand. Es sei so, dass er getrennt von seiner Frau lebe, die ihn wegen eines Anderen verlassen hatte. Eine schlimme Kränkung, die er seiner Frau nicht verzieh. Jetzt noch kämen ihm die Tränen beim Gedanken an diese Situation. Nach der Trennung konnte er sich nur mit seiner Arbeit betäuben. Das war vor zwei Jahren gewesen.

Im letzten Dezember, also zwei Monate nach seiner Corona Erkrankung, hatte seine Frau einen Prozess gewonnen, in dem ihr ein großer Teil des Vermögens zugesprochen worden war. Völlig zu Unrecht, wie er meinte. Doch es war nicht zu ändern und seine Wut auf seine Frau wuchs. Etwa zwei Wochen später trat dann die morgendliche Übelkeit auf (das hatte ich bisher wohl überhört, ich dachte, sie hätte schon seit Corona bestanden). Darüber habe er bisher aber nicht sprechen wollen, auch nicht mit seinem Hausarzt. Aber nun war es raus und damit auch klar, dass er ein Mittel brauchte, das seine Übelkeit als Folge seiner Kränkungen heilen könnte.

Drei Mittel kommen in so einer Situation auf den ersten Blick infrage: *Ignatia* (St. Ignatius Bohne), *Natrium muriaticum* (Kochsalz) und *Staphisagria* (Stephanskörner). Diese drei Mittel sind wichtige Heilmittel, wenn Menschen unter den Folgen von Kränkungen oder Demütigungen leiden.
Ignatia: Häufig (aber nicht immer) ist die Kränkung erst kürzlich erfolgt. Das war bei meinem Patienten zwar der Fall, aber die eigentliche Kränkung lag schon zwei Jahre zurück und ist jetzt nur reaktiviert worden.
Natrium muriaticum: Dieses wäre wegen der länger zurückliegenden Kränkung das passendere Mittel. Auch spricht für *Natrium muriaticum* die Verschlechterung der Übelkeit nach 10 Uhr.
Staphisagria: Wäre auch passend, besonders wenn die Kränkung mehr den Charakter einer Demütigung hatte.
Auch das wäre bei dem Patienten zutreffend. Aber da *Natrium muriaticum* auch für eine Verschlechterungen nach 10 Uhr zuständig ist, *Staphisagria* nicht, wählte ich *Natrium muriaticum*. Es gab auch noch einige andere Hinweise

auf *Natrium muriaticum*. Wenn es aber überraschenderweise trotzdem unwirksam gewesen wäre, hätte ich als Folgemittel *Staphisagria* gegeben.

Natrium muriaticum XM nahm mein Patient noch bevor er wieder ans Festland fuhr und bereits am nächsten Tag sei er klarer gewesen, wie er mir mailte. In den nächsten Tagen sei sein Gedächtnis zwar keinesfalls wie früher geworden, aber doch deutlich belastbarer.

Zwei Wochen später wurde auch die körperliche Belastbarkeit zunehmend besser. Die Übelkeit war schon länger langsam verebbt

Der Hausarzt, der natürlich längst aus seinem Urlaub zurück war, schrieb mir noch, wie gut es dem Patienten ginge. Allerdings habe er für seine noch vorhandene schnelle Ermüdbarkeit und morgendliche Schwäche eine Dosis *Phosphorus* gebraucht, das sehr gut geholfen habe.

Mein ungutes Gefühl am Beginn der Behandlung hatte mich nicht getrogen: Bei diesem Patienten bestand eine Blockierung (Heilungshindernis), die auch gut gewählte Mittel wirkungslos machten. Aber ich lag anfangs falsch, weil ich den Stress als Blockade gesehen hatte.
Es war die Kränkung.

Immer mal wieder passiert es mir, dass ich in der Krankengeschichte etwas übersehe oder überhöre. Meist wenn ich Patienten-Kontakte nur per Mail oder Telefon habe. Dann nehme ich mir jedesmal vor, das nächste Mal früher auf einem Gespräch von Angesicht zu Angesicht zu bestehen. Ich habe es mir wieder vorgenommen.

Welche Symptome wiesen auf *Nux vomica* hin?
- Folgen von Stress und Überarbeitung
- Schlaflosigkeit durch Gedankenzudrang
- Abneigung gegen Getränke
- Übelkeit morgens

Welche Symptome wiesen auf *Natrium muriaticum* hin?
- Beschwerden durch Kummer
- nachtragend, Kränkung nicht vergessen können
- weint beim Erzählen seiner Beschwerden
- Übelkeit 10 Uhr morgens

Jedes dieser Mittel, die bei diesem Patienten gegeben wurden, hatte das Potential, Schwäche und Gedächtnisstörungen zu heilen.

Zu viel Angst

Ein Freund von mir arbeitet als Landarzt in Norwegen. Norwegen war während der Pandemie bis heute vergleichsweise gering betroffen. Es gab weniger schwere Fälle und vergleichsweise weniger Tote durch Covid-19. Auch die Ansteckungsrate war, besonders im Vergleich zu Großbritannien oder Frankreich, minimal. Umso erstaunter war ich über eine Mail, die mir die Frau meines Freundes schickte.

21.3.21 Hilfe! Ich brauche dringend deinen Rat! Ralph hatte sich an Weihnachten mit Corona angesteckt und er ist immer noch nicht gesund. Eigentlich war sein

Corona gar nicht so schlimm und er konnte auch weiter-
arbeiten, allerdings ist er bis heute dauernd müde und
antriebslos, wie ich ihn gar nicht kenne. Das belastet
uns sehr. Er musste sich die letzten drei Monate krank
schreiben lassen, was ihn zusätzlich fertig macht. Er hat
auch Angst vor Ansteckung mit der neuen Virusvariante,
die möglicherweise auch nach Norwegen kommt. Für uns
alle ist die Situation sehr schwierig, auch weil er von uns
penible Schutzmaßnahmen verlangt, obwohl in unserer
ländlichen Umgebung ja überhaupt keine Fälle bekannt
sind. Ständig möchte er jemanden in seiner Nähe haben,
was einfach nicht zu organisieren ist. Dabei könnte er
sich aus meiner Sicht gut selber helfen ... Insgesamt wird
er immer deprimierter und unleidiger. Könntest du ihn
bitte mal anrufen? Vielleicht kannst du uns einen Tipp
geben, oder ihn zumindest ein bisschen aufmuntern ...

Wenn ich von einem Patienten höre, der eine möglicherweise übertriebene Angst hat, dann denke ich bei Long
Covid zunächst an drei Mittel: *Phosphorus* und *Arsenicum
album* und *Pulsatilla*. Alle drei Mittel sind Klassiker bei
lang andauernden Folgen von Viruserkrankungen.

Das Telefonat war dann übrigens sehr kurz: Mein Freund
war eher unwirsch. Ich könne ihm nicht helfen, in seinem
Zustand seien homöopathische Mittel sinnlos. Seiner Frau
zuliebe würde er aber doch ein Mittel von mir nehmen.
Ich konnte ihm seine „Undankbarkeit" für meine Bemühungen nicht übel nehmen. Im Gegenteil, sie war Teil seiner Erkrankung. Patienten, die *Arsenicum album* brauchen,
sind ängstlich, penibel, halten Medikamente für sinnlos
und können schlecht alleine sein.

Seine Frau gab ihm kurz nach unserem Telefonat *Arsenicum album*. Weil sie nur C30 zuhause hatte, empfahl ich die Auflösung von fünf Globuli in Wasser und die Einnahme (nach jeweils vorherigem Aufrühren) 3x am Tag je ein Teelöffel voll, drei Tage lang.

Bereits am nächsten Tag ging es ihm besser und nach einer Woche beendete er sein Long Covid, indem er seine Sprechstunde voll bestellte. Natürlich hatte er sich damit ein bisschen übernommen, wie seine Frau schrieb, aber besser so, als immer nur schwach und ängstlich.

Ängstlichkeit äußert sich bei den verschiedenen Mitteln unterschiedlich. Man könnte es so zusammenfassen:

Arsenicum album: Es besteht weniger die Angst vor einer drohenden Krankheit, als vielmehr die Angst, unheilbar krank zu sein. Das kann von außen gesehen dann durchaus übertrieben erscheinen, für den Patienten ist es jedoch sehr schlimm, so schlimm, dass er nicht mehr an die Hilfe durch Medikamente glauben kann.

Phosphorus: Hier besteht ganz konkret die Angst vor einer oder mehreren Krankheiten. Von außen gesehen kann das aussehen, wie eine Angst vor einer eingebildeten Krankheit. Für den Patienten, dem *Phosphorus* helfen wird, sind die „eingebildeten" Ängste bedrohlich real.

Pulsatilla: Bei *Pulsatilla* liegt eine grundsätzliche Ängstlichkeit vor, die sich auf alles, also auch auf Krankheiten beziehen kann. Im Gegensatz zu *Arsenicum album* hilft *Pulsatilla* bei Patienten, die sich durch Trost schnell beruhigen lassen und dann weniger unter ihren Ängsten leiden müssen.

Möglicherweise bemerken Sie bei Patienten, die *Phosphorus* brauchen, wie gut auch ihnen der Trost tut. Allerdings werden ihre Ängste trotz des Trostes im Hintergrund unverändert stark bestehen bleiben und wieder aufsteigen, wenn der Trost nachlässt.

Alte Bekannte

Seit über 20 Jahren behandle ich Menschen mit sehr ernsten Diagnosen in der Klinik. Oft ausschließlich homöopathisch, häufig auch parallel zur konventionellen Behandlung. Nach der Klinikbehandlung höre ich noch oft über die Hausärzte vom weiteren Verlauf. Kürzlich schrieb mir eine Kollegin von einem Patienten und zwei Patientinnen, die bei mir in Behandlung gewesen waren.

An Herrn W. erinnerte ich mich noch gut. Er kam vor fast 11 Jahren zu uns wegen eines kürzlich operierten Karzinoms des Dickdarms. Eine sicherheitshalber empfohlene Chemotherapie lehnte er ab. Er war noch vom Leiden seiner Mutter, die trotz Chemotherapie vor einem Jahr gestorben war, tief verstört. Ich erinnere mich besonders gut an ihn, weil er sein Fahrrad (über 40 Jahre alt, topp gepflegt, kein Rost) auch auf die Insel mitgebracht hatte. Die Insel ist zwar so klein, dass man eigentlich kein Fahrrad braucht, aber viele können das gar nicht glauben. Die Behandlung verlief jedenfalls sehr gut und der Patient fuhr gestärkt und ermutigt mit einem homöopathischen Behandlungsplan nach Hause. Als Dank „vererbte" er der Klinik sein Fahrrad zur Benutzung für nachfolgende Patienten. Und tatsächlich diente es noch einige Jahre vielen Patienten zur Fahrt zum Bäcker, bevor der allgegenwärtige Salzwind auch dieses Fahrrad außer Dienst setzte.

Herrn W., so berichtete meine Kollegin, sei es auch in den folgenden Jahren sehr gut gegangen, bis er sich im November 2020 mit Covid-19 infizierte und eine schwere Zeit auf der Intensivstation mit Beatmung nur knapp überlebte. Bis März 2021, also nach vier Monaten, hatte er sich nicht wesentlich erholt. Er war immer noch extrem schwach, die Atmung war beeinträchtigt und die Sauerstoffsättigung des Blutes lag im unteren zulässigen Bereich.

Ihm war immer kalt und die Haut war teilweise leicht bläulich. Besser ging es ihm eigentlich nur, wenn er genügend frische Luft hatte. Die Kollegin hatte ihm nach einigen anderen Mitteln, die nicht gut gewirkt hatten, *Carbo vegetabilis* (Holzkohle) gegeben. Der Erfolg war beeindruckend. Nach in diesem Fall notwendiger mehrmaliger Wiederholung des Mittels in verschiedenen Potenzen wurde er bald wieder leistungsfähiger und die Sauerstoffsättigung seines Blutes verbesserte sich. Jetzt (Juni 2021) war ihm die schwere Erkrankung mit ihren Folgen nicht mehr anzumerken.

Dieses *Carbo vegetabilis* sollte man sich unbedingt merken, hilft es doch nicht nur bei solchen schweren Fällen, wie dem geschilderten. Auch bei anderen Folgebeschwerden nach intensiverem Krankenhausaufenthalt, wenn sich die Patienten nicht wieder erholen, kann man einen Versuch mit *Carbo vegetabilis* C 200 unternehmen. Nicht selten wird man Erfolg haben.

Die Hausärztin von Herrn W., die in einem Ort arbeitete, in dem viele schwere Coronafälle aufgetreten sind, berichtete mir auch über ein erstaunliches Mittel, das ihr von indischen Kollegen empfohlen worden war. Es handelt sich um *Aspidosperma quebracho* (Hundsgiftgewächs), das bei vielen schwerstkranken Menschen in einem indischen Krankenhaus mit Erfolg gegeben worden ist. Ich selber kannte dieses Mittel bis dahin nicht, aber ich finde, es sollte allgemein bekannter werden, weil es in einer besonders schlimmen Folgesituation nach schweren Corona Erkrankungen helfen kann. Es geht um eine Luftnot, unter der oft Patienten leiden, die eine schwere Corona Lungenerkrankung mit oder ohne Beatmung hatten. Durch die eintretende Verhärtung (Fibrose) des Lungengewebes wird der Sauerstoffaustausch immer schlechter. Für diesen Zustand gibt es bisher keine guten Medikamente. Um so wichtiger ist die Kenntnis der homöopathischen Möglichkeiten: Man sollte jedem Patienten, der diese Lungenbeschwerden hat, frühzeitig, am besten gleich nach dem Krankenhaus, 3 x täglich 5 Tropfen von *Aspidosperma quebracho* als Urtinktur in etwas Wasser geben. Diese Behandlung kann unabhängig von allen anderen Behandlungen (auch homöopathischen) durchgeführt werden, bis es zu einer Besserung des Zustandes kommt. Die Kollegin berichtete mir von einer Patientin (einer ehemaligen Brustkrebspatientin unserer Klinik), die monatelang unter wechselnd starker Luftnot gelitten hatte. Als Behandlung bekam die Patientin *Phosphorus* mit nur geringem Erfolg. *Phosphorus* begann allerdings richtig zu wirken und heilte die Patientin auch, als *Aspidosperma quebracho* zusätzlich verordnet wurde.

Schließlich berichtete mir die Kollegin noch von einer anderen ehemaligen Patientin von mir, die ich wegen eines schweren Asthmas und eines Bluthochdrucks behandelt hatte. Auch sie hatte Corona gehabt und erholte sich über Monate nur schlecht. Bei ihr war das Hauptproblem allerdings keine Luftnot, sondern ein seit Corona bestehender chronischer Durchfall, der teilweise heftig war und sehr plötzlich auftrat. Häufig kam es zu einer Verschlechterung nach dem Essen.

Alle Behandlungsversuche scheiterten. Die Patientin blieb schwach, wurde sogar noch schwächer: Seit Corona war sie schwach, blass und kälteempfindlich.

Das Mittel, das hier und bei vielen anderen Long Covid Patienten infrage kommt, ist *China* (Chinarinde). Besonders typisch sind für *China* die anhaltende Schwäche nach dem Verlust von Körperflüssigkeiten. Dieser Flüssigkeitsverlust kann durch Durchfall geschehen, durch Husten mit Auswurf oder auch durch starke Periodenblutungen nach Corona. Aber auch wenn der Verlust von Körperflüssigkeiten nicht so deutlich ist, gehört *China* zu den häufig helfenden Mitteln bei Long Covid. Die Patienten sind schwach, schlafen unerholsam, sind blass und fröstelig. Ein Versuch mit *China* C 200 ist das Mindeste, was wir diesen Menschen zur Unterstützung und Regeneration anbieten sollten.

Übrigens habe ich mir mal unsere Krankenakte dieser Patientin aufgerufen und es hat mich nicht überrascht, dass eines der Mittel bei der homöopathischen Behandlung (und inzwischen Heilung) ihres Asthmas *China* gewesen ist. Nicht selten wiederholen sich die einmal angezeigten Mittel auch bei späteren Erkrankungen.

Manchmal schreiben mir auch Patienten, die ich vor vielen Jahren behandelt hatte, und erzählen, wie es nach ihrer Behandlung weitergegangen war. So auch ein ehemaliger Patient, der eigentlich wegen einer Behandlung für seine Frau nachfragen wollte. Er war vor drei Jahren in unserer Behandlung, nachdem er im Februar 2018 eine schwere Influenza durchgemacht hatte. Neun Wochen später war er noch immer nicht gesund: „Immerhin bin ich nicht gestorben" (damals gab es laut RKI über 25.000 Grippetote). Für seine Schwäche, seine immer wieder aufflammenden leichten Fieberschübe und vor allem für seine seit der Grippe bestehenden heftigen Kopfschmerzen bekam er von uns *Gelsemium*. Darunter wurde er kräftiger, die Kopfschmerzen traten nur noch kurz und schwächer auf und Fieber hatte er gar nicht mehr.

Drei Monate später seien die Kopfschmerzen jedoch wiedergekommen. Nicht ganz so schlimm, aber schlimm genug. Seine Hausärztin gab ihm wieder *Gelsemium*. Die Wirkung war jedoch nur schwach und nicht anhaltend. Erst das später gegebene *Influenzinum* sorgte dafür, dass seine „Post-Influenza" Beschwerden nie mehr auftraten.

Späte Erkenntnis

Mehrmals im Jahr veranstalten wir auf unserer Insel kleinere und größere Seminare für homöopathische Ärztinnen und Ärzte. Allein die meist lange Anreise, die Überfahrt mit der Fähre und dann die ruhige und doch so kraftvolle Energie der Insel garantieren fast, dass jedes Seminar für alle Seiten befruchtend und erfolgreich wird. Die letzten beiden Jahre waren natürlich Corona und die homöopathischen Heilmöglichkeiten von Covid-19, verlängerten Verläufen und Long Covid die Hauptthemen.

In diesem Jahr stellten wir Fälle aus unseren Praxen vor, bei denen eine Long Covid Erkrankung erfolgreich behandelt werden konnte. Einer meiner Fälle war besonders langdauernd und schwierig zu behandeln.

Es ging dabei um einen Patienten, der seit acht Monaten unter schweren Störungen des Gedächtnisses und der Konzentrationsfähigkeit litt. Seine Covid-19 Erkrankung war eigentlich nicht besonders schwer gewesen. Er hatte

Fieber, Husten, leichte Atemnot, deutliche Geruchs- und Geschmacksstörungen und eine „nervige Schwäche", wie er es ausdrückte, gehabt. Nach 14 Tagen sei eigentlich alles vorbei gewesen. Lediglich die Schwäche und noch leichte Geruchsstörungen waren geblieben. In der dritten Woche nach Erkrankungsbeginn konnte er seine Arbeit als Hauptamtsleiter einer kleinen Stadt wieder aufnehmen. Er trainierte viel, um wieder fit zu werden. Der Trainingsfortschritt ließ allerdings sehr zu wünschen übrig, zumal er als Halbmarathon Läufer hohe Ansprüche an seine körperliche Fitness stellte. Auch auf der Arbeit fühlte er sich nicht sehr wohl, da immer noch der Vorwurf seiner Chefin im Raum stand, er habe durch seine nicht direkt erkannte Covid-19 Erkrankung bei einem Treffen den Mann seiner Chefin möglicherweise angesteckt. Dieser musste dann später intensivmedizinisch behandelt werden und hatte sogar in Lebensgefahr geschwebt. Auch einige Mitarbeiter ließen durchblicken, dass sie „ihr" Corona durch ihn bekommen hätten. Eigentlich, so sagte er mir, könnte es vom zeitlichen Ablauf her auch der Mann der Chefin gewesen sein, der ihn und die anderen angesteckt hatte.

Kurz, alles Gesagte, Ungesagte und Vermutete vermiesten ihm seine Arbeit und trugen, so glaubte er, zu seiner nicht vollständigen Genesung bei.

Ungefähr drei Monate nach Erkrankungsbeginn merkte er, dass sein Gedächtnis wieder schlechter geworden war. Seine Konzentrationsfähigkeit nahm ab. Er machte zunehmend Fehler – etwas, das er sich schlecht verzeihen konnte.

So schleppte sich der Krankheitsverlauf über weitere drei Monate hin. Dann bekam er seine Impfung und das Gedächtnis wurde noch deutlich schlechter. Er musste sich krankschreiben lassen, da er den Anforderungen seines Berufes nicht mehr gerecht werden konnte.

Als er sich einen Monat nach der Impfung bei mir vorstellte, war er deprimiert und hoffnungslos. Eigentlich glaubte er auch nicht daran, dass die Homöopathie ihm helfen könnte. Seine Frau, die ihn schon homöopathisch behandelt hatte und die ihm in diesen schweren Monaten eine große Stütze gewesen war, hatte jedoch auf einem Termin beim homöopathischen Arzt bestanden.

Der Patient hatte mir seine Leidensgeschichte am Telefon erzählt. Da er noch keine wirksame homöopathische Behandlung bekommen hatte, nahm er zunächst die *Corona Nosode* ein. *Influenzinum* kam nicht so sehr in Betracht, da *Influenzinum* nur gut bei Corona wirkt, wenn die Erkrankung einer Influenza geähnelt hatte.

Enttäuschenderweise wirkte die *Corona Nosode* aber nicht. Ein weiteres Mittel, das zur Schwäche und zu den Gedächtnisstörungen des Patienten passte, nämlich *Conium* (Schierling), wirkte auch nicht.

Bevor ich jetzt weitere Mittel „probierte" und der Patient womöglich weiter leiden müsste, arbeitete ich seine Geschichte noch einmal in Ruhe durch. Bei so langen Verläufen kann es immer sein, dass nicht nur die Corona Erkrankung für seine Long Covid Symptomatik verantwortlich war, sondern auch einzelne Ereignisse im Verlauf der Erkrankung. Sinnvollerweise analysiert man in einem solchen Fall die Krankengeschichte ab dem jetzigen Zeitpunkt zurück: Wann war die letzte Veränderung seiner Symptomatik und was ging dem voraus? Bei meinem Patienten war das sehr klar. Er hatte zuletzt nach der Impfung eine deutliche Verschlechterung seiner Gedächtnisfähigkeiten festgestellt. Die homöopathische Konsequenz war: Gabe des potenzierten Impfstoffes in der C 200.

Und tatsächlich kam es zu einer deutlichen Besserung der Konzentrationsfähigkeit. Seine Unfähigkeit, sich Gelesenes zu merken, wurde jedoch nicht wesentlich besser, auch nicht seine körperliche Schwäche.

Jetzt also die Frage nach weiteren Veränderungen der Beschwerden im Krankheitsverlauf. Auch hier wurden wir fündig. Die Hauptveränderungen im Krankheitsverlauf waren nicht die geringen Besserungen, sondern die fast plötzliche Verschlechterung seines Gedächtnisses drei Monate nach Erkrankungsbeginn. Eigentlich hatte der Patient das schon im ersten Telefonat gesagt. Ich hatte jedoch angenommen, dass es sich um eine Verschlechterung des Gedächtnisses seit Corona handelte, die sich nach drei Monaten einfach weiter verschlechtert hatte. Dem war jedoch nicht so. Eigentlich, so sagte mir mein Patient in einem erneuten Telefonat, sei die Verschlechterung erst wirklich problematisch geworden, nachdem seine Chefin die Vorwürfe, dass er ihren Mann angesteckt habe, neben anderen Vorwürfen, wiederholt hatte.

Normalerweise „verliert" man nicht sein Gedächtnis, wenn man mit ungerechtfertigten Vorwürfen konfrontiert wird. Da mussten andere Kräfte wirksam gewesen sein. Und so war es auch.

Hintergrund war ein Vorgang aus der Kindheit des Patienten. Sein kleiner Bruder war der Sonnenschein seiner Eltern. Als mein Patient als Siebenjähriger einmal auf den kleinen Bruder aufpassen sollte, hatte dieser sich davongeschlichen, war über die Straße gerannt und von einem Auto erfasst worden. An den Folgen der schweren Verletzungen litt der Bruder bis zu seinem Tode vor fünf Jahren. Damals, wie auch später mehrmals, wurde ihm von der Familie die Schuld am Unfall des kleinen Bruders gegeben. Als Siebenjähriger habe er sich nicht wehren können. Aber selbst als Erwachsener reagiere er auf Vorwürfe, indem er nichts sage, sondern den Ärger über diese Ungerechtigkeit in sich hinein fresse.

Seine unterdrückte Wut ließ er dann an Gegenständen aus. Einmal habe er die Reifen des Autos seines Vaters zerstochen. Eine Tat, für die er sich heute noch schäme. Und wie hing das mit seinen Gedächtnisstörungen zusammen?

Die ungerechtfertigten Vorwürfe seiner Chefin riefen die alten Schuldgefühle wieder hervor und er reagierte – gar nicht. Wieder unterdrückte er seine Wut (wie er es in seinem Leben schon oft getan hatte) und sagte nichts. Der Preis war wohl, wie er mir sagte, dass sein durch Corona schon leicht geschwächtes Gedächtnis „plötzlich den Geist aufgegeben habe".

Jetzt war es plötzlich klar: Mein Patient hatte aus homöopathischer Sicht mindestens drei Krankheiten, von denen wir erst eine behandelt hatten; nämlich die zuletzt aufgetretene Impfreaktion. Die hatten wir mit der Impfnosode behandelt. Die andere Erkrankung war seine alte Kränkung und Demütigung, die seine Chefin reaktiviert hatte. Im geschwächten Zustand der Coronafolgen führte diese Reaktivierung zu einer Schwächung des Gedächtnisses. Das Mittel für diese Erkrankung lautete *Staphisagria* und besserte sein Gedächtnis schlagartig. Vier Wochen nach Mittelgabe war mein Patient geistig wieder voll arbeitsfähig.

Was geblieben war, wenn auch leicht gebessert, war die seit Corona bestehende Schwäche. „Sein" Long Covid bestand eigentlich aus dieser monatelangen Schwäche. Es war dann nicht überraschend, dass die *Corona Nosode*, die zunächst überhaupt nichts bewirkt hatte, jetzt bei ihrer wiederholten Gabe eben diese Schwäche linderte und schließlich beseitigte.

Mein Patient und ich waren natürlich glücklich über den letztlich günstigen Verlauf der Behandlung, und Zweifel und Ungeduld waren schnell vergessen. Mehr noch, durch Corona war sozusagen ans Licht gekommen, dass der Patient unter der alten Kränkung, die sich oft in anderen Situationen reaktivierte, immer noch litt und sogar dadurch krank werden konnte. Es bleibt zunächst offen, ob das *Staphisagria* ihm nur in der Situation des Gedächtnisverlustes geholfen hat, oder ob er auch mit zukünftigen Konflikten wird besser umgehen können. Wir haben jedenfalls vereinbart, dass wir uns in einigen Monaten treffen werden, um diesen Punkt noch einmal in Ruhe zu beleuchten.

Wenn wir auf unseren „Insel-Seminaren" über unsere Behandlungen berichten und diese analysieren, sind wir trotz teilweise jahrzehntelanger Erfahrung häufig überrascht und berührt, welch machtvolles Behandlungsinstrument mit diesen harmlosen Kügelchen in unseren Händen liegt. Es gehört zu den großen Wundern, die Patienten und Behandler immer wieder erleben dürfen, wenn Krankheiten homöopathisch behandelt werden und nicht einfach weggedrückt werden: Obwohl es, wie in diesem Fall, „nur" um eine relativ akute Krankheit ging, wird doch ein Mittel gefunden, das lang währendes chronisches Kranksein beenden kann.

2. Wie und Was

Auch wichtig: die Medikamentengabe

Bei der erfolgreichen homöopathischen Behandlung ist natürlich das Wichtigste: das **richtige Mittel** zu finden. Wie wir jedoch sehen konnten, kommt es manchmal auch auf den richtigen **Zeitpunkt der Mittelgabe** an. Auch die **Höhe der Potenzierung** kann eine Rolle spielen, wenn wir eine optimale und nebenwirkungsfreie Behandlung haben wollen.

Nun wollen wir uns diesem Punkt, der Höhe der Potenzierung, näher widmen. Als Standard-Potenzierung sollten wir eine C 200 benutzen; ob **C** (1:100) oder **D** (1:10) Verdünnung, spielt dabei keine so große Rolle. Bei C 200 ist – wenn das Mittel richtig gewählt wurde – eine sichere Wirkung zu erwarten. Andererseits, wenn ich gerade nichts anderes zur Verfügung habe, gebe ich auch gerne eine C 30. Hauptsache, die Verdünnung ist so hoch, dass kein Molekül der Ausgangssubstanz und damit keine stoffliche (Neben-) Wirkung mehr vorhanden ist.

Einige Male habe ich erwähnt, dass ich höhere Potenzen (z. B. XM = C 10.000) gegeben habe. Von Unerfahrenen sollten jedoch deutlich höhere Potenzen als C 200 nicht gegeben werden. Manchmal ist die Energie eines Patienten bereits zu schwach, um diese sehr kräftigen Potenzen noch hilfreich umsetzen zu können.

Regelmäßig werde ich gefragt, wenn die Rede von Nebenwirkungen ist, ob nicht die so genannten „Erstverschlechterungen" auch Nebenwirkungen seien.

Von einer **Erstverschlechterung** spricht man dann, wenn das Mittel gut wirkt, aber den Körper so aufwühlt, dass die vorhandenen Symptome kurzfristig „auflodern". Die Erstverschlechterung zeigt glücklicherweise keine Nebenwirkung an, sondern nur, dass das Mittel sehr gut und in Kürze wirken wird. Ein bisschen Geduld, und alles wird besser. Dadurch, dass wir meist als Potenz die C 200 wählen, sind Erstverschlechterungen eher selten zu erwarten. Aber Sie erinnern sich vielleicht an eine der ersten Geschichten in diesem Buch („Aller Anfang ist einfach"), als es nach der Gabe von *Tuberculinum* D 200 zu einer heftigen Verschlechterung der Kopfschmerzen kam. Möglicherweise ist Ihnen aufgefallen, dass die sowieso schwer geplagte Patientin diese Verschlechterung erstaunlich geduldig hinnahm. Das ist typisch für eine Erstverschlechterung! Als ob der Körper schon wüsste, dass das Mittel gut passt, bleibt die Patientin trotz Zunahme der Beschwerden relativ gelassen und zuversichtlich.

Noch einmal zusammengefasst:

> Gabe der Mittel möglichst in der C 200
>
> D 200, C 30 und D 30 gehen auch
>
> Erstverschlechterungen „aussitzen"; sie führen garantiert zur Besserung

Tatsächlich ist es so, dass Erstverschlechterungen bei der Gabe von **Nosoden** häufiger auftreten und auch länger andauern können, als bei der Gabe anderer homöopathischer Mittel. Nosoden sind sehr tief wirksam und wühlen u. U. sehr tief auf.

Das konnten wir auch bei einem unserer Seminare beobachten. Ein Kollege, der seit sieben Monaten unter Long Covid litt, bat um Unterstützung. Er hatte seit Monaten Herzrhythmusstörungen und eine unüberwindliche allgemeine Schwäche. Seine große Praxis konnte er nur mit Mühe führen. Schon nach kurzer Zeit der Arbeit musste er sich ein paar Minuten hinlegen, um den Arbeitstag zu überstehen. Auch seine vorbestehende rheumatische Erkrankung mit Muskel- und Gliederschmerzen hatte sich erheblich verschlechtert. Besonders die Muskelschmerzen würden ihn „fertigmachen".

Als er dann vor einem Monat geimpft wurde, verschlechterten sich die seit Corona bestehenden Konzentrations- und Gedächtnisstörungen noch einmal dramatisch. Er hatte Mühe, dem Seminar zu folgen. Zu seiner großen Freude führte immerhin das Bad in der noch recht kalten Nordsee zu einer stundenlangen Besserung seiner Muskelschmerzen. Ich glaube, er war der einzige Teilnehmer, der über das kalte Wasser so richtig glücklich war.

Als Behandlung könnte man nun, wie schon bei anderen Patienten beschrieben, die Impfnosode geben, um die Verschlechterung nach der Impfung zunächst auszugleichen. Wir entschlossen uns jedoch zur Gabe der *Corona Nosode*. Er hatte diese bisher noch nicht genommen. Da es sich bei seinen Beschwerden eindeutig um die Folgen von Corona handelte und auch die Impffolgen ja eine künstliche, abgeschwächte Corona-Krankheit darstellen, war die Gabe der *Corona Nosode* C 200 naheliegend.

Leider kam es nach einem Tag zu einer so heftigen Erstverschlechterung, dass er das Seminar unterbrach. Besonders seine Konzentrations- und Merkfähigkeit würde „gegen Null tendieren". Man sah ihn daraufhin häufig im Meer, auch an dem einen Regen- und Sturmtag.

Die Rückreise trat er bereits mit deutlich weniger Beschwerden an und von zuhause schrieb er, dass es ihm täglich besser ginge und er die Praxis ohne Pause und ohne zu große abendliche Erschöpfung führen könne. Nur die bereits seit Jahren bestehenden Muskel- und Gelenkschmerzen seien noch sehr lästig und er würde mindestens zweimal täglich im nahe gelegenen See schwimmen, was ihm sehr gut täte, aber eben nur begrenzt wirke.

Daraufhin empfahl ich ihm die Einnahme von *Pulsatilla* XM (er hatte außer der Kältebesserung seiner Schmerzen noch andere Symptome, die für *Pulsatilla* sprachen).

Ich bin sicher, dass auch das Schmerzproblem bald der Vergangenheit angehören wird.

Dieser kleine Fall zeigt uns nicht nur die Möglichkeit der Erstverschlechterung besonders bei der Gabe von Nosoden, sondern auch, dass bei Long Covid häufig vorbestehende Beschwerden (hier das Rheuma) verschlechtert werden.

Nach der Heilung von Long Covid braucht es dann noch eine Nachbehandlung für die chronischen Beschwerden, die wie gesagt schon vor Corona bestanden haben. Diese Nachbehandlung sollte möglichst von erfahrenen Homöopathen durchgeführt werden, weil sie selten so einfach ist, wie bei meinem Kollegen.

Also bitte auch beachten: zunächst ausschließlich die Long Covid Symptome behandeln. Erst wenn diese geheilt sind, die Symptome der Vor-Corona-Erkrankungen (in unserem Beispiel das Rheuma) berücksichtigen.

Ein Wort zu den Nosoden

Nosoden, so wie man den Begriff heutzutage gebraucht, sind homöopathische Präparate, die aus Krankheitserregern (z. B. Viren), aus Krankheitsprodukten (z. B. Hustenauswurf) oder aus tierischem oder menschlichem Gewebe hergestellt sind (z. B. *Carcinosinum* aus Krebsgewebe).

Im Rahmen unseres Themas: „Long Covid und Folgen von anderen Viruserkrankungen" habe ich ja schon mehrfach auf die einfache und in bestimmten Fällen hilfreiche Gabe von Nosoden hingewiesen. Mit Nosoden sollte man als Laie nicht zu großzügig umgehen. Aber wie schon mehrfach angemerkt ist die einmalige Gabe in C 200, vielleicht auch noch eine einmalige Wiederholung dieser Gabe, ohne jede Nebenwirkung. Deswegen darf diese Behandlung, wenn sie, wie im Buch beschrieben, angezeigt ist, auch ohne weiteres durchgeführt werden.

Bitte bedenken Sie immer, dass die Nosoden nicht während der aktuen Erkrankung eingesetzt werden, sondern nur bei Folgeerkrankungen von SARS-CoV-2 (Corona) oder anderen Viren oder Impfungen. **Eine Gabe der Nosode während der akuten Erkrankung ist falsch**.

Die vorbeugende Gabe von *Influenzinum* C 200 ist ein Sonderfall.

Dies vorausgesetzt können wir den Schatz der Nosoden bei den aufgeführten Folgen nach Virusinfekten nutzen.

Und ein Letztes:

Die Beschaffung der Nosoden kann in Deutschland schwierig sein. Homöopathen können Sie dabei unterstützen. Aber auch im Internet werden Sie fündig, wenn Sie die entsprechende Nosode C 200 eingeben. Rezeptpflichtig sind homöopathische Mittel ja grundsätzlich nicht.

Hier nun die Mittel (meist Nosoden), die ich empfehle, wenn Patienten sagen: „Seit meiner Viruserkrankung habe ich immer noch Beschwerden und bin noch nicht wieder richtig gesund geworden".

Nicht mehr richtig gesund seit:

Covid-19 (Corona)
Influenzinum, Covid-19 Sputum, Sulphur, Tuberculinum
Frühsommer-Meningoenzephalitis (FSME)
FSME-Nosode
Hepatitis B
Hepatitis B Nosode
Herpes Viren Infektion
Variolinum, Varizellen Nosode

Impfungen
der jeweilige Impfstoff in potenzierter Form
Influenza
Influenzinum, Gelsemium
Masern
Morbillinum
Mononukleose (Pfeiffersches Drüsenfieber)
EBV-Nosode, Carcinosinum, Natrium muriaticum
Mumps
Parotidinum Nosode, Pulsatilla
Röteln
Rubeolae Nosode

Und noch ein besonderer Tipp:

Menschen, die sich nach einem längeren und vor allem belastenden Krankenhausaufenthalt nicht richtig erholen – meist sind es Menschen mit mehreren Krankheiten – können mit *Carbo vegetabilis* C 200 einen richtigen Genesungsschub bekommen.

Übrigens

Übrigens gibt es bei der Behandlung von Long Covid eine unterstützende Behandlung, die Jede und Jeder anwenden kann. Jederzeit.

Es handelt sich um die Behandlung mit vorwiegend pflanzlichen Mitteln, die wir seit Jahrzehnten bei Patienten einsetzen, bei denen aufgrund der Erkrankung (z. B. Krebs, Folgen von Chemotherapie, Folgen von Bestrahlung, chronische Müdigkeit) das homöopathische Hauptmittel alleine zu lange braucht, um auch Nebenbeschwerden wie Schlaflosigkeit, Appetitlosigkeit oder Schwäche schnell abzumildern. Um nun die Wirkung des Hauptmittels auf die Grunderkrankung nicht zu stören und doch unangenehme und belastende Nebenbeschwerden zu verringern, geben wir manchmal zusätzlich zum hoch potenzierten Heilmittel (oder zu einer konventionellen Behandlung) noch ein Zusatzmittel in Urtinktur, bzw. D 1. Diese Mittel sind nur geringfügig durch Verdünnung (Urtinktur) und Verdünnung und Verschüttelung (D 1) verändert.

Diese kleine Veränderung bewirkt aber eine Stärkung der Wirkung. Sie geben mehr Kraft. Deswegen nenne ich diese Mittel **Kraftmittel**. Ihre Aufbereitung führt dazu, dass das Hauptmittel, das ja in hoher Potenz gegeben wurde, in seiner Wirkung nicht gestört wird.

Vor nicht zu langer Zeit haben wir einen Patienten mit typischen Long Covid Symptomen behandelt. Im Vordergrund standen schwere Gedächtnisstörungen und eine sehr belastende Müdigkeit und Schwäche. Wie häufig bei dieser Folgekrankheit nach Covid-19 ist der Schlaf trotz der ständigen Müdigkeit nicht erholsam. Ein schrecklicher Zustand, zumal wenn eine allgemeine Schwäche zusätzlich lähmt.

Bei diesem Patienten taten wir uns sehr schwer, ein heilendes homöopathisches Mittel zu finden. Der Patient war am Ende seiner Kraft. Jetzt verordneten wir *Passiflora*, die Passionsblume, in Urtinktur. Der Patient sollte jeden Abend vor dem Zubettgehen 20 Tropfen in etwas Wasser einnehmen. Die Wirkung trat zunächst nur unmerklich ein, nach einer Woche hatte der Patient jedoch seine erste erholsame Nacht. Er nahm *Passiflora* so lange, bis wir das richtige homöopathische Mittel gefunden hatten und er auch ohne *Passiflora* wieder erholsam schlafen konnte.

Wir können also allen Menschen, die an den Langzeitfolgen einer Viruserkrankung leiden (z. B. an Long Covid) und die niemanden zur Seite haben, der sich in der Homöopathie auskennt, zunächst Mittel in Urtinktur empfehlen. Die Auswahl dieser Mittel erfolgt, ähnlich wie in der konventionellen Medizin, nach Diagnosen. Auch wenn die Wirkung längst nicht so tief und anhaltend sein wird wie nach der Verordnung eines passenden homöopathischen Mittels, so können wir dem Patienten doch Linderung verschaffen und zähe Heilungsverläufe abkürzen.

Im Laufe meiner jahrzehntelangen Homöopathieerfahrung musste ich lernen und akzeptieren, dass es Menschen gibt, die eine homöopathische Behandlung ablehnen und lieber lange Leidensphasen in Kauf nehmen, als es mal mit der Homöopathie zu probieren. So schmerzte es mich geradezu, als ich sehen musste, dass ein 84-jähriger Mann mit einer chronischen Eiterung nach einem infizierten Oberschenkelbruch eine homöopathische Behandlung verweigerte. Lieber ging er von Nachoperation zu Nachoperation und ließ alle Antibiotika ausprobieren, anstatt einmal das von mir vorgeschlagene und zu seiner Krankheit passende homöopathische Mittel *Silicea* einzunehmen.

Eine andere schwierige Situation schilderte uns eine Bekannte. Ihr Mann, 46 Jahre alt, litt als fleißiger und genauer Verwaltungsbeamter seit seiner Covid-19 Erkrankung vor allem während Stresssituationen unter einer Gedächtnisschwäche, die ihn Fehler machen ließ. Eine homöopathische Behandlung lehnte er ab. Seine Frau, die selber vor allem bei ihren Kindern bereits homöopathische Erfahrungen gesammelt hatte, gab ihrem Ehemann ein pflanzliches Mittel, „in dem noch was drin ist!". Sie gab *Avena sativa* (Hafer) als Urtinktur, 4x täglich 5 Tropfen in etwas Wasser. Schon nach wenigen Tagen setzte eine allgemeine Besserung ein. Schließlich heilte der Long Covid Zustand scheinbar von alleine ganz aus. Der Patient war höchst zufrieden und unsere Bekannte hütete sich, ihm zu erzählen, dass auch die Wirkung einer Urtinktur eine homöopathische ist.

Kraftmittel

Wer dieses Büchlein bis hierher gelesen hat, weiß, dass es eine sehr gute Regel ist, mit hohen Potenzen zu arbeiten, weil, selbst wenn das Mittel falsch war, keine Nebenwirkungen zu befürchten sind. Alle niedrigen Potenzen, in denen noch Moleküle der Grundsubstanz vorhanden sind, haben zumindest theoretisch die Möglichkeit, Nebenwirkungen zu erzeugen, besonders, wenn man sie sehr lange einnimmt. Und garantiert sind Nebenwirkungen möglich, wenn die Niedrigpotenz aus giftigen Pflanzen oder Stoffen hergestellt ist.

Die Regel, nur Hochpotenzen zu verordnen, ist aber eine Regel und kein Gesetz. Und man kann Regeln brechen, wenn man klug vorgeht. So gibt es Mittel, die in niedriger oder niedrigster Verdünnung ihre Kraft manchmal besser entfalten können, als in Hochpotenzen. Einige dieser Mittel empfehle ich hier als Sofortmaßnahme nach einer eventuellen Nosodengabe oder gleich als Zusatzmittel. Allen Mitteln ist gemeinsam, dass sie bei Langzeitfolgen nach Viruserkrankungen Kraft geben: Sei es z. B. durch besseren Schlaf, durch ein stärkeres Herz oder durch Linderung eines kräfteraubenden Hustens. Es sind eben Kraftmittel!

Nachfolgend eine Zusammenstellung der von mir empfohlenen und auch vom Laien ohne weiteres zu gebenden „Kraftmittel". Bitte beachten Sie, dass manche Mittel nur in der D1 von der Apotheke abgegeben werden; andere direkt als Urtinktur. Ein Wirkungsunterschied zwischen D 1 und Urtinktur ist mir nicht bekannt.

Mittel in niedrigen D - Potenzen sind in jeder Apotheke als Globuli oder Tabletten zu bekommen. Bei Urtinkturen haben sich Tropfen (hochprozentiger Alkohol!) bewährt. Sie können am besten in etwas Leitungswasser gelöst eingenommen werden.

Die sechs wichtigsten Kraftmittel

Avena sativa (Hafer)
· **Der Entgifter**   · man schreibt dem Hafer entgiftende Funktion zu   · Schlafsucht nach Influenza und Corona   · Müdigkeit und Schwäche nach Corona und anderen Virusinfekten   · Allgemein zur Rekonvaleszenz nach Covid-19
3 x 10 Tropfen pro Tag

Crataegus oxycantha (Weißdorn)

- **Das Herz-Stärkungsmittel**
- zur Linderung und Vorbeugung von Herzschäden
- vorbeugend für post-virale Myokarditis
- bei starkem Übergewicht, um Schäden am Herzen im Fall einer Infektion vorzubeugen
- während Virusinfektion bei bestehender Koronarinsuffizienz mit Belastungs-Atemnot

3 x 10 Tropfen pro Tag;
mindestens 3 - 4 Wochen lang für optimale Wirkung

Passiflora incarnata (Passionsblume)

- **Das Nummer 1 Schlafmittel**
- bei nicht-erholsamem Schlaf, nicht nur bei Folgen von Virusinfekten
- zur Stärkung der Abwehrkraft
- „Lungenstärkung" bei Husten und Atemnot

20 Tropfen vor dem Schlafengehen;
mindestens 2 - 3 Wochen einnehmen
für optimale Wirkung

Scutellaria lateriflora (Heimkraut)

- **Das Schwächemittel**
- Schwäche nach Virusinfekten wie Corona, Influenza
- Kopf Leeregefühl
- Konzentrationsschwäche, die bei geistiger Anstrengung zunimmt
- nervös, deprimiert
- ruhelose Schwäche, kann sich nicht erholen
- Muskelkrämpfe
- unregelmäßiger und schwacher Puls; evtl. Brustschmerz
- bei Herzsymptomen auch *Crataegus* berücksichtigen
- am ehesten Besserung draußen und durch Essen

3 x 10 Tropfen pro Tag; mindestens 2 - 3 Wochen nehmen

Senega (Sennesblätter)

- **Das Hustenmittel**
- bei anhaltendem Husten und Atemnot nach Covid-19 (Long Covid)
- Schleim bei Bronchitis ist schlecht auszuhusten
- Rasseln und Engegefühl in der Brust
- auch bei akuter Covid-19 und Influenza

2 - 4 x 5 Tropfen pro Tag

Und das sechste Kraftmittel ist:

Kalium phosphoricum

· **Das Nummer 1 Kraftmittel**

Als begleitendes Kraftmittel gebe ich *Kalium phosphoricum* in einer niedrigen Potenzierung von D 4 oder D 6.

Warum diese niedrige Potenz? Weil es so am besten geht. Das zeigt unsere Klinikerfahrung mit schwerst kranken Menschen.

Kalium phosphoricum hilft begleitend zu einer Hochpotenz Behandlung, einer konventionellen Behandlung und auch als alleinige Unterstützung.

Eine Beschreibung von *Kalium phosphoricum* finden Sie in der „Liste der Mittel" ab Seite 95.

D 4 oder D 6
3 x 5 Globuli oder 3 x 1 Tablette pro Tag

Bei der Anwendung der Kraftmittel werden die Patienten bald die Zunahme der Kraft bemerken. Manchmal reicht das, um den spontanen Heilverlauf zu unterstützen und die Langzeitfolgen von einem Virusinfekt, z. B. von Corona, heilen dann „von selber" aus. Meistens sind die Beschwerden jedoch so hartnäckig, dass wir zusätzlich homöopathische Mittel brauchen, um den Körper zur Heilung anzuregen.

Im nächsten Kapitel werde ich für die homöopathische Behandlung noch einige weitere Hinweise geben.

So viel kann ich selber helfen

Long Covid oder Langzeitfolgen von anderen Viruserkrankungen sind heilbar. Das zeigen die in diesem Büchlein wiedergegebenen Geschichten von Erkrankten. Diese Geschichten stehen für die weltweit ungezählten Fälle von erfolgreich homöopathisch geheilten Patienten mit Langzeitfolgen von Viruserkrankungen und natürlich von Long Covid.

In der Regel werden Patienten mit eingreifenden Langzeitfolgen natürlich von professionellen Homöopathen behandelt. Je erfahrener die Behandler sind, desto sicherer werden die Heilungen sein.

Meist sind diese Langzeitfolgen – wie der Name schon sagt – lange dauernde Erkrankungen. Es geht häufig nicht um schnelle und sofortige Hilfe, sondern um Ausheilung. Deswegen sollten Betroffene und Angehörige sich die Zeit nehmen, professionelle homöopathische Hilfe zu suchen. Häufig, das haben viele der Berichte in diesem Buch gezeigt, ist nicht einmal ein Besuch in der Praxis notwendig. Per Mail, Telefon oder über andere Kanäle können auch weiter entfernte Homöopathen und Homöopathinnen erreicht werden.

Und trotzdem.

In manchen Fällen lässt sich keine Praxis finden oder die Patienten möchten erst einmal versuchen, ob nicht Eigenhilfe möglich ist. Auch gibt es inzwischen viele Laien, die durchaus die Grundzüge der homöopathischen Behandlung beherrschen und für ihre betroffenen Angehörigen und Freunde passende Mittel vorschlagen können.

Für diese Situation gibt es zwei sinnvolle Empfehlungen:

Am besten ist es, wenn Covid-19 und andere Viruserkrankungen, egal welche Mutation, **direkt** homöopathisch behandelt und geheilt werden. Wenn das gelingt, und es gelingt in vielen Fällen, wird es kaum einmal zu Langzeitfolgen kommen.

Wenn die Viruserkrankung prolongiert ist, also länger als zwei Wochen dauert, heißt es auf jeden Fall erst einmal: Stopp! Ruhe! Alles absagen.

Jetzt geht es nämlich darum, dem Körper (und der Psyche) Raum, Zeit und Kraft zur Heilung zu geben. Wer jetzt z. B. seinen für in vier Wochen geplanten Wettkampftermin/seine Wanderung/seine körperliche Herausforderung nicht absagt, hat nicht verstanden, was das Virus in seinem Körper bewirken kann. An allen Organsystemen, aber besonders kritisch an Herz, Lunge und Gehirn können die Langzeitfolgen auftreten. Auch wenn man z. B. noch nicht viel am Herz spürt, vielleicht nur manchmal ein Herzstolpern hat, könnte es bei starker körperlicher

Belastung zu einer Verschärfung der zugrundeliegenden Entzündung kommen und damit zu möglicherweise gefährlichen Folgen.

Damit wir uns recht verstehen: Wir sollten keine Angst vor Infektionsfolgen haben. Damit kann der Körper, zumal mit homöopathischer Hilfe, gut zurechtkommen. Aber wir sollten respektieren, dass jetzt erstmal eine Pause in unserem üblichen und geplanten Lebensgang einzulegen ist. Zwar ist jetzt besonnenes Abwarten schon eine Hilfe zur Gesundung, aber wir können noch mehr helfen.

> Zunächst suchen wir (nach den Anleitungen im nächsten Kapitel) ein Mittel, das jetzt den Krankheitsfortgang unterbrechen kann. Dieses Mittel könnte *Influenzinum* heißen oder es könnte die *Corona Nosode* sein.
>
> Zusätzlich suchen wir ein Mittel, das die Krankheitssymptome des Patienten am besten wiedergibt und damit heilen kann.
>
> Und schließlich (oder schon vorher) schauen wir nach, ob der geschwächte Körper nicht mit einem Zusatzmittel (s. Kapitel „Kraftmittel" ab Seite 83) unterstützt werden kann.

Häufig wird dieses Vorgehen ausreichen, um die Gesundheit wiederherzustellen.

Es ist so wichtig, und man kann es gar nicht genug betonen, dass so früh wie möglich mit der homöopathischen Behandlung begonnen wird: zur Vorbeugung, nach der Infektion und bevor die Verläufe sich zu lange hinziehen.

Leider sehen wir in unseren Praxen die Patienten mit Folgekrankheiten nach Virusinfektionen meist erst, wenn bereits Wochen oder Monate der Schwäche und des Leidens vergangen sind. Auch für diese Fälle können Laien bereits selber einen ersten Behandlungsversuch machen. Allerdings ist es tatsächlich so, dass die homöopathische Heilung von Folgen von Virusinfekten in der Regel um so schwieriger ist, je länger der Krankheitsverlauf bereits dauert. Auf professionelle homöopathische Hilfe wird man da nicht verzichten können.

Wenn selbst bei diesen „verschleppten" Fällen eine homöopathische Behandlung durch Laien erfolgreich ist, dann meist, wenn die Symptome der Patienten sehr klar sind und es für diese Symptome ein genauso klar passendes Mittel gibt. Leider sind bei verschleppten Fällen die klaren Symptome und die klar dazu passenden Mittel deutlich seltener als bei frühzeitiger Behandlung. Trotzdem! Ein Behandlungsversuch, der ja immer nebenwirkungsfrei ist, lohnt sich in jedem Fall. Auch können wir, wie schon erwähnt, lästige Beschwerden manchmal durch ein Zusatzmittel deutlich lindern (s. Kraftmittel ab Seite 83). Dadurch lässt sich eine mögliche Wartezeit bis zu einem Termin bei einer Fachfrau oder einem Fachmann leichter ertragen.

Die homöopathische Mittelwahl

Im Idealfall sollten wir jetzt einen Zettel bereit haben, auf dem wir die Symptome des Patienten notiert haben. Die besonders auffallenden Symptome (das sind meist die, die bei Long Covid oder anderen Virus-Langzeitfolgen nicht so häufig sind, oder die erst ganz kürzlich aufgetreten sind) sollten wir markiert haben. Die wesentlichen Aufgaben sind jetzt:

1. Feststellung der auffallenden Beschwerden, die **während** der akuten Erkrankung entstanden sind und **immer noch andauern**.

2. Feststellung der auffallenden Beschwerden, die **nach** der akuten Erkrankung **neu dazugekommen** sind. Wann war das?

Wenn 1. und 2. unterschieden werden können: Suche nach einem Mittel, welches die wichtigsten der **neu aufgetretenen** Beschwerden (2.) am besten repräsentiert.

Wenn diese gelindert sind, dann das Mittel suchen für die Beschwerden, die schon während Corona bestanden haben und immer noch andauern (1.).

> Wenn 1. und 2. **nicht** unterschieden werden können:
> Suche nach einem Mittel, das möglichst viele der
> jetzt auffallenden Beschwerden oder Symptome
> repräsentiert.

Manchmal ist es eine Hilfe für die Mittelwahl, wenn wir bei den Folgen der Viruserkrankung eine „Grundstörung" erkennen können. Das gelingt nicht immer. Wenn es aber gelingt, wird die Mittelwahl wegen der geringeren Anzahl der infrage kommenden Mittel deutlich einfacher und sicherer.

Aus diesem Grund habe ich der „Liste der Mittel" nun folgend eine Auswahl von **Grundstörungen** vorangestellt. Vielleicht erleichtert Ihnen das den Zugang zum richtigen Mittel.

Selbst wenn Sie aufgrund der Grundstörung dann ein Mittel in die nähere Wahl gezogen haben, sollten Sie trotzdem noch alle anderen Mittel in der „Liste der Mittel" mit den Symptomen Ihres Patienten vergleichen, ob nicht doch ein besser passendes dabei ist oder eines, das Sie an zweiter Stelle in Erwägung ziehen möchten.

Grundstörungen

Hier finden Sie eine alphabetisch angeordnete Liste der Grundstörungen und ihrer Mittel.

Angst
Arsenicum album, Phosphorus, Pulsatilla
extreme Schwäche
Arsenicum album, Carbo vegetabilis, China, Gelsemium, Scutellaria
fröstelig, kalt
Arsenicum album, Carbo vegetabilis, China, Nux vomica, Phosphorus
Geruchsverlust
Ignatia, Nux vomica, Phosphorus, Sulphur
Geschmacksverlust
Bryonia, Natrium muriaticum, Phosphorus, Pulsatilla
Lungenprobleme
Aspidosperma quebracho, Bryonia, Carbo vegetabilis, Phosphorus

Reizbarkeit
Arsenicum album, Bryonia, Carbo vegetabilis, Nux vomica, Phosphorus, Staphisagria
seelische Probleme
Ignatia, Natrium muriaticum, Staphisagria
Störungen der Blutgerinnung, Thrombosen
Lachesis, Phosphorus

Liste der Mittel

Beachten Sie bitte, dass alle in der nachfolgenden Liste aufgeführten Mittel auch Symptome wie Schwäche, Müdigkeit, Unerholtheit und Störungen der Atemwege haben, auch wenn Sie hier nicht speziell aufgeführt sind.

Für manche Mittel, und das ist dann bei dem jeweiligen Mittel vermerkt, sind aber z. B. Schwäche oder Müdigkeit besonders charakteristisch.

Und im übrigen ist nicht zu erwarten, dass Sie ihre aufgeschriebenen Symptome immer wortwörtlich wiederfinden; es geht um eine sinngemäße Entsprechung.

Wenn nichts anderes vermerkt ist, geben wir 3 Globuli des Mittels in C 200. Diese auf der Zunge zergehen lassen.

Arsenicum album *(arsenige Säure)*

- Schwäche und Erschöpfung
- fröstelig; ruhelos; empfindlich
- ängstlich; Furcht vor dem Tod
- Furcht vor Infektionen; Furcht vor Krankheit
- hält Medikamenteneinnahme für zwecklos
- Angst durch ständige Unsicherheit
- Reizbarkeit; weiß alles besser
- Durst, aber trinkt nur in kleinen Schlucken
- brennende Beschwerden
- Wärmeanwendungen und/oder warme Getränke verbessern alles

Aspidosperma quebracho *(Hundsgift–Gewächs)*

- DAS Mittel für geschädigte Lungen
- Atemnot bei geringer Anstrengung
- verbessert die Sauerstoff-Sättigung des Blutes
- bei Lungenfibrose
- ein Mittel für das Atemzentrum und die Lungen
- die Urtinktur wirkt am besten
- kann zusätzlich wie ein „Kraftmittel" auch neben z. B. *Phosphorus* und *Carbo vegetabilis* gegeben werden

Urtinktur oder D 1, 3 x 10 Tropfen pro Tag

Bryonia alba (Zaunrebe)

- DAS Mittel bei schmerzhaftem Husten, der durch Ruhe und Druck besser wird
- Geschmacksverlust
- Reizbarkeit
- Durst

Carbo vegetabilis (Holzkohle)

- DAS Mittel für Schwäche mit Lufthunger
- anhaltende extreme Schwäche, besonders nach erschöpfender Erkrankung
- Kälte, Frösteligkeit und Blauverfärbung von Körper und Körperteilen
- starkes Verlangen nach Luft
- Sauerstoffmangel; schneller Atem
- wenn Patient trotz Besserung am liebsten weiter Sauerstoffzufuhr hätte
- Reizbarkeit
- alle Speisen sind unverträglich
- hilft, wenn Patient seit einem Krankenhausaufenthalt nicht mehr gesund wurde

China (Chinarinde)

- DAS Mittel bei Schwäche nach Flüssigkeitsverlust
- fortdauernde Schwäche mit Frösteligkeit
- Schwäche mit Verlangen sich zu strecken, zu bewegen oder die Lage zu ändern
- anämisch; bleich; apathisch
- Geblähtheit; alles schmeckt schal; Essen verschlechtert
- Gliederschmerzen; erstickender Katharrh
- *China* darf häufiger wiederholt werden bis zur Besserung

z. B. C 30 jeden zweiten Tag

Gelsemium (gelber Jasmin)

- DAS Mittel für zittrige Schwäche
- Schwäche, Müdigkeit, zittrig nach Corona oder Influenza
- mutlos; geistige Schwäche nach Corona, M. Pfeiffer, Influenza
- nie richtig erholt; immer wieder geringes Fieber
- nicht krank, aber auch nicht gesund; fröstelig
- Hitzewellen; schwach; zittrige Knie
- Schwere in Gliedern und Augenlidern

Ignatia amara (St. Ignatius Bohne)

- DAS Mittel, wenn Kränkungen im Verlauf von Long Covid erfolgten
- Beschwerden nach Kränkung und durch Kummer
- sehr wechselhafte Stimmungslage
- sehr empfindlich; mag keinen Trost
- Geruchsverlust

Influenzinum (Grippe Nosode)

- DAS Vorbeugemittel bei Erkrankungen der Atemwege
- einmalig rechtzeitig vor Beginn der Erkältungssaison
- vor Reise in Hochinzidenzgebiete
- vor Auftreten von Virusvarianten oder neuen Viren

C 200 einmalig einnehmen; mindestens
vier Wochen Pause bis zur nächsten Einnahme

Kalium phosphoricum

- DAS Nummer 1 Kraftmittel -auch neben anderen Behandlungen in niedrigen Potenzen
- bei allgemeiner Schwäche und Trübsinn
- depressive Grundstimmung: will niemanden treffen
- reizbar auch bei nahen Freunden; schwaches und hilfloses Gefühl
- fühlt sich schlechter durch anstehende Aufgaben
- Gedächtnisschwäche
- Sehstörungen; schlechtes Fokussieren
- Leeregefühl Magen; dunkel gelber Urin nach Erwachen
- atemlos bei geringer Anstrengung
- schwere Glieder und schmerzende Gelenke
- morgens schlechter; unerfrischtes Erwachen
- wirkt sehr gut als Einzelgabe C200

D 6 (D 4 geht auch) 3 x 5 Globuli
oder 3 x 1 Tablette pro Tag

Lachesis (Buschmeisterschlange)

- bei Corona selten gebrauchtes Mittel
- Verschlimmerungen im Schlaf, bes. gleich nach dem Einschlafen
- Gerinnungsstörungen: Blutungen und Thrombosen nach Virusinfekten oder Impfungen

Natrium muriaticum (Kochsalz)

- das ANDERE Mittel, wenn Kränkungen im Verlauf von Long Covid erfolgten (vgl. *Ignatia*)
- sehr nachtragend
- Folgen von Flüssigkeitsverlusten (vgl. *China*)
- Geschmacksverlust
- ständige Erkältungssymptome
- kalte Anwendungen oder auch Baden in kaltem Wasser bessern alles
- Verschlechterungen vormittags ab 10 - 11 Uhr

Nux vomica (Brechnuss)

- DAS Mittel bei Überempfindlichkeit und Reizbarkeit
- Folgen von vielen Medikamenten, von Stress und Überarbeitung
- Geruchsverlust; Abneigung gegen Getränke
- Schlaflosigkeit durch Gedankenzudrang
- sehr verfroren; schlechter durch alles Kalte

Phosphorus (Phosphor)

- DAS Mittel mit Folgen von Viruserkrankungen, bei denen die Atemwege, besonders die Lungen, vorwiegend betroffen waren und evtl. noch sind
- harter, trockener Husten, schlechter durch Reden
- Atmung erschwert; Enge und Druck Brustkorb
- Leere im Kopf; Angst vor eingebildeten Dingen; reizbar
- frostig; Durst nachts; Geschmacks- und Geruchsverlust
- Gerinnungsstörungen mit Blutungen und Thrombosen
- wenn *Arsenicum album* oder *Bryonia* im akuten Fall geholfen haben, hilft bei Folgebeschwerden (z. B. Long Covid) häufig *Phosphorus*

Pulsatilla (Küchenschelle)

- ängstlich, weinerlich, verdrießlich
- trockener Husten nachts; besser beim Aufrichten, schlechter beim Hinlegen
- Geschmacksverlust (alles schmeckt pappig) bei Long Covid, wobei Geruchsvermögen oft schon besser ist
- teilweise wechselnde Beschwerden; Schweiß morgens; durstlos
- Kälteschauer an einzelnen Stellen; kann Wärme nicht ertragen; Kälte bessert
- alles wird besser im Freien, bei langsamer Bewegung und durch Trost

Staphisagria
(Stephanskörner, Samen vom Mittelmeer-Rittersporn)

- DAS Mittel für Folgen nach Demütigung
- Beschwerden durch unterdrückte Wut und unterdrückten Ärger
- Wutanfall „wenn das Fass überläuft"
- blockierter Heilverlauf durch Demütigung
- eine Einmalgabe C200 entspannt die Situation (manchmal mit einem kleinen Wutanfall) deutlich

Sulphur (Schwefel)

- DAS Zwischenmittel
- typisch: nach teilweiser Genesung kommt es zum Rückfall
- oder: trotz gut gewählter Mittel tut sich nichts
- Hitzewallungen; Hitze auf dem Kopf
- brennende Empfindungen, besonders an den Füßen nachts
- unruhiges Gefühl; 11 Uhr Hunger; Geruchsverlust
- schon morgens im Bett dringender Stuhldrang
- schlecht für den Patienten sind Stehen, frische Luft, Luftzug

Die Mittelgabe

Wenn Sie mit einer Nosode C 200 beginnen wollen, dann nach dem folgenden Schema:

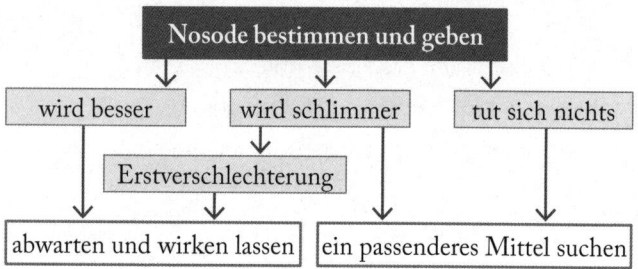

Wenn die Nosode wirkt, es dem Patienten also besser geht, können wir uns erstmal zurücklehnen. Wir sind erst wieder gefordert, wenn die Nosode aufhört zu wirken oder nicht vollständig geholfen hat. Jetzt könnte man an eine einmalige Wiederholung der Nosode, evtl. in höherer Potenz, denken. Wenn die Wirkung nicht ausreicht oder die Nosode evtl. gar nicht geholfen hatte, müssen wir uns fragen, ob wir uns einen weiter gehenden Behandlungsversuch zutrauen. Wenn nicht, oder wenn wir im Zweifel sind, ist jetzt der Profi gefragt.

In jedem Fall sollten wir den sofortigen Einsatz von Kraftmitteln in Erwägung ziehen.

Wenn wir uns zutrauen, die Wahl eines homöopathischen Heilmittels zu versuchen, halten wir uns an die vorhin beschriebenen Hinweise zur Mittelfindung. Nun geben wir das ausgesuchte Mittel in der C 200 und richten uns im Weiteren nach dem folgenden Schema:

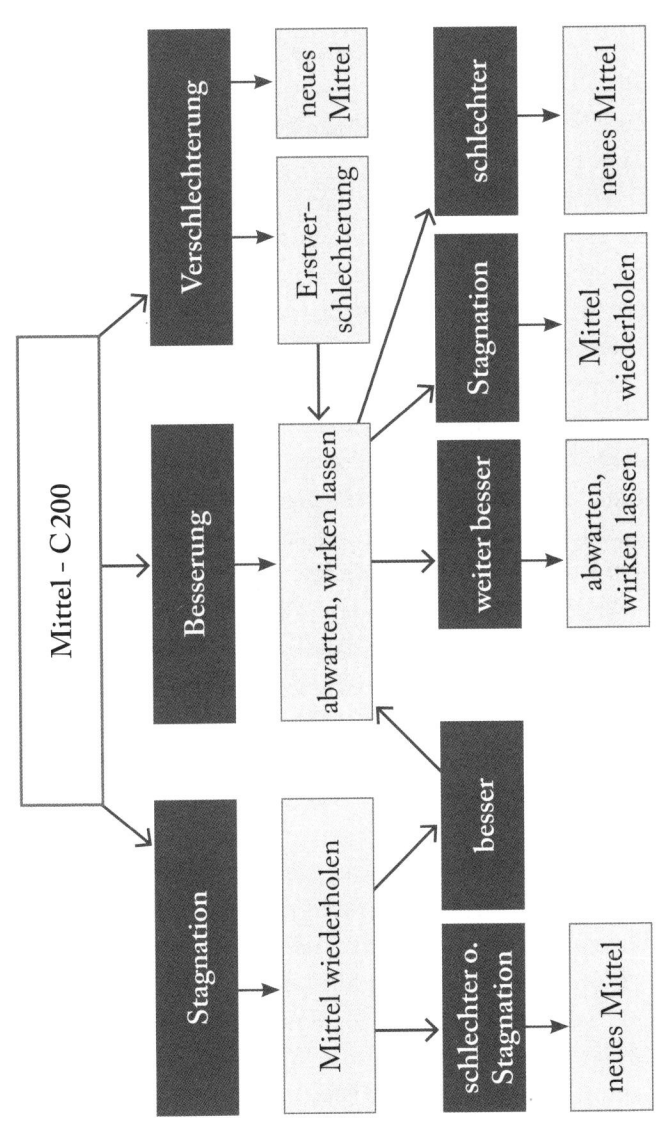

Mittel - C 200

Verschlechterung
→ Erstverschlechterung → abwarten, wirken lassen
→ neues Mittel

Besserung
→ abwarten, wirken lassen
  → schlechter → neues Mittel
  → Stagnation → Mittel wiederholen
  → weiter besser → abwarten, wirken lassen

Stagnation
→ Mittel wiederholen
  → besser → abwarten, wirken lassen
  → schlechter o. Stagnation → neues Mittel

Meine Apotheke

Zum Schluss möchte ich Ihnen noch eine kleine Hausapotheke empfehlen.

Bei Folgeerkrankungen nach Virusinfekten, also auch bei Long Covid, brauchen wir anders als bei der Akutkrankheit Covid-19, keine Sofortbehandlung. Wir haben also in der Regel genügend Zeit, um die homöopathischen Mittel, die wir für angezeigt halten, auch noch zu besorgen. Gut sortierte Apotheken haben die meisten homöopathischen Mittel vorrätig oder können sie kurzfristig besorgen. Die von mir empfohlene Potenz C 200 wird eher seltener vorgehalten. Aber auch hier dauert es meist nur einen Tag, bis das gewünschte Mittel da ist. Auch Urtinkturen sind über jede Apotheke erhältlich.

Anders ist es bei Nosoden. Diese sind in der Regel in Deutschland nur bei spezialisierten Apotheken auf Lager. Bestellungen, die meist im Ausland getätigt werden müssen, brauchen ihre Zeit. Für gute Apotheken sollte es jedoch keine Schwierigkeit sein, die Nosoden zu besorgen. Notfalls muss man selber im Internet schauen.

Wenn Sie sich selber eine kleine Apotheke zur Behandlung von Langzeitfolgen von Viruserkrankungen anlegen möchten, empfehle ich die im folgenden aufgelisteten Mittel.

Einer der vielen Vorteile homöopathischer Medikamente ist, dass ein Mittel für viele Krankheiten als Heilmittel infrage kommen kann. Also z. B. *China* C 200, das Sie für Schwäche bei Long Covid besorgt hatten, kann auch nach

Long Covid noch hilfreich werden: Stillende könnten es nötig haben; Menschen, die Blutungen hinter sich haben und schwach sind; Kinder, die einen schweren Durchfall hatten und nicht richtig auf die Beine kommen.

Für Ihre persönliche Apotheke empfehle ich jetzt also Mittel, die bei Langzeitfolgen nach Viruserkrankungen häufiger und die auch bei anderen Krankheiten außerhalb von Epidemien oder Pandemien hilfreich sein werden.

Medikamente in C 200
- *Influenzinum* - *Corona Nosode* - *China* - *Gelsemium* - *Kalium phosphoricum* (auch in D 4) - *Phosphorus* - *Nux vomica*

Als Kraftmittel in Urtinktur
- *Passiflora* - *Avena sativa*

Nachwort

Nachdem Sie dieses Buch gelesen haben, sollten Long Covid und andere Langzeitfolgen von Viruserkrankungen ihren Schrecken verloren haben. Auch zukünftige Viren, Mutationen und Infektionen und ihre Folgekrankheiten müssen wir nicht fürchten, wenn wir homöopathische Hilfe zur Verfügung haben, zumal wenn wir bereits im akuten Fall mit der Behandlung beginnen. Jetzt bekommt auch der eingangs zitierte Satz von Imanuel Kant noch mehr Gewicht : „Habe Mut, dich deines eigenen Verstandes zu bedienen!"

Wir sind nicht länger Opfer unserer Angst und Verfolgte von Bedrohungen. Wir können selber erste Schritte zu unserer Gesundheit einleiten. Wir wissen, wo wir nachhaltige Hilfe bekommen können. Die homöopathische Behandlung von Long Covid und anderen Folgen von Viruserkrankungen folgt eindeutigen Regeln, die wir verstehen und mit klarem Verstand anwenden können. Und es gibt Homöopathinnen und Homöopathen, die uns in schwierigen Situationen erfolgreich zur Seite stehen können.

„Habe Mut, dich deines eigenen Verstandes zu bedienen!" ist Kants Übersetzung des lateinischen Satzes: „Aude sapere!". Dieser Satz ist das Grundmotto Hahnemanns, dem Begründer der Homöopathie. Er hätte ihn vielleicht übersetzt mit: „Wage zu wissen".

Mit dem Wissen um die Möglichkeiten der Homöopathie bleibt kein Platz mehr für irrationale Ängste. Und wo keine Angst ist, gedeihen Gesundheit und Zuversicht.

Danke

Ich danke meinen Kolleginnen und Kollegen, die in Seminaren und Besprechungen ihre Erfahrungen bei der Behandlung von Long Covid mit mir geteilt haben.

Ich danke meinen Patientinnen und Patienten für ihr Vertrauen, bei ihnen Folgen von Viruserkrankungen homöopathisch behandeln zu können und mit Ihnen gemeinsam die schnelle, sanfte und dauerhafte Heilung erleben zu dürfen.

Ich danke meinen Freunden und meiner Familie für ihre Unterstützung.

Ich danke meiner Frau für das Lektorat, die Verlagsarbeit und für ihre liebevolle Begleitung.

Index

Aconitum 12

Ähnlichkeit 30

akut 26

Angst 58, 94

Arsenicum album 59–60, 96

Arzneimittelprüfung 29

Aspidosperma quebracho 63, 96

Belladonna 12

Blutgerinnung 95

Bryonia 41, 97

Carbo vegetabilis 62, 79

Chamomilla 12

China 64–65, 98

chronisch 26

Corona Nosode 25, 68, 71, 75, 90

Diagnose 28

Epstein-Barr 22

Erstverschlechterung 73

Fatigue 9, 40

Gabe des Mittels 13, 95, 104

Gelsemium 12, 40, 65, 79, 94, 98

Grundstörungen 93–95

Heilungshindernis 57

Ignatia 56, 99

Infekt, fieberhafter 12

Influenzinum 17–21, 25, 33, 77, 78, 90, 99

Kalium phosphoricum 87, 100

Kraftmittel 80, 83–87, 90

Krankheit 27

Lachesis 43, 95, 100

Long Covid 9

Lungenprobleme 94

Mittel 29

Mittelgabe 95, 104–105

Natrium muriaticum 56–58, 79, 101

Nosoden 74, 77–79, 104, 106

Nux vomica 54, 58, 101

Pfeiffersches Drüsenfieber 22

Phosphorus 49–50, 54, 59–60, 94–95, 102

Post Covid 9, 35

Potenzierung 72–74, 106

Prüfungssymptome 17

Pulsatilla 34, 59, 61, 76, 79, 102

Staphisagria 56, 71, 103

Sulphur 38, 42, 53, 78, 103

Symptome 28, 38, 92

Träume 50–51

Tuberculinum 16, 21, 78

Urtinktur 80, 84

Variolinum 23, 78

Zeichen 28, 31

Zoster 23

Zwischenmittel 53, 103

Der Autor

Dr. Uwe Friedrich
Facharzt für Chirurgie / Unfallchirurgie,
Allgemeinmediziner, Homöopath und leitender
Arzt an der Hahnemann Praxisklinik Baltrum

Weitere Bücher des Autors im Klar Verlag

Angst vor Corona? -
was man bei Covid-19 selber tun kann
ISBN 978-3-938461-08-2

Die homöopathische Krebsbehandlung -
Grundlagen
ISBN 978-3-938461-06-8

Homöopathische Hilfe -
Ein Ratgeber in dringenden Fällen
ISBN 978-3-938461-00-6